网络创新治理与社会发展论丛

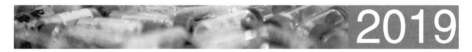

2019

纷争与规则

医疗卫生行业网络舆情研究报告

刘长喜　侯劭勋等 ◎ 著

东方出版中心

图书在版编目（CIP）数据

纷争与规则：医疗卫生行业网络舆情研究报告 / 刘长喜等著. —上海：东方出版中心，2022.2

ISBN 978-7-5473-1954-3

Ⅰ.①纷… Ⅱ.①刘… Ⅲ.①医疗卫生服务—互联网络—舆论—研究报告—中国 Ⅳ.①R199.2

中国版本图书馆CIP数据核字（2022）第018293号

纷争与规则：医疗卫生行业网络舆情研究报告

著　　者　刘长喜　侯劭勋等
责任编辑　王欢欢
装帧设计　钟　颖

出版发行　东方出版中心有限公司
地　　址　上海市仙霞路345号
邮政编码　200336
电　　话　021-62417400
印 刷 者　上海颛辉印刷厂有限公司

开　　本　710mm×1000mm 1/16
印　　张　15.5
字　　数　201千字
版　　次　2022年7月第1版
印　　次　2022年7月第1次印刷
定　　价　68.00元

丛书主编

王伯军

丛书副主编

王松华

丛书编委会成员

桂　勇　　刘长喜　　王学成　　王鲁峰

侯劭勋　　佘承云　　都晓琴　　李　雪

作者团队

刘长喜　　侯劭勋　　李　雪

杨津风　　王　耐　　汪宣宣

吕　莎　　林倩茵　　杨宇清

问尤茜　　徐检俚　　张　萌

罗思语　　洪铭悦　　张晗金

崔占民天　王添烨　　熊开莱

潘　晨　　经璨瑗　　丛沐青

邵　祺　　黄思洁　　黄奕凡

苏　畅　　丁天淇

| 目 录 |
Contents

壹 总报告

贰 舆情案例研究

1

叁 新媒体排行榜

丛书序言

近年来，迅猛发展的互联网已经渗透到人们工作、生活与学习的方方面面，深刻地改变着人们的行为方式和思维模式，同时也给社会信息传播及舆论生态增加了复杂性和可变量，给社会治理和社会发展带来了新的挑战和命题。过去一段时间，由于网络管理的规范化、制度化、科学化的配套建设未能随着网络的快速发展而得到及时补充与完善，甚至制度建设还相对落后，以致网络有时戾气蔓延、情绪悲观、思潮跌宕、谣言四起、犯罪高发。在某种程度上，这些负面能量误导社会公众，诱发社会不安，严重影响网络空间有序发展和现实社会稳定进步，部分内容甚至与社会主流价值观和主流意识形态背道而驰。

面对互联网发展的滔滔洪流，国际竞争越来越多地转向互联网人才、技术以及应用素养的竞争。为有效应对网络发展带来的严峻挑战，增强国家间竞争的核心能力，我国于2014年2月正式成立中央网络安全和信息化领导小组，并相继出台了一系列制度与规定，以进一步加强网络空间的管理和建设。这标志着中国向网络强国目标迈进的国家战略已制度化确立，并给网络空间注入了规则意识与发展活力，让国内互联网空间逐步成为弘扬主旋律、激发正能量、培育和践行社会主义核心价值观的主阵地。

为适应互联网变化发展的新形势、新特征、新趋势，以便更好地认识、探索与运用网络规律，上海开放大学信息安全与社会管理创新实验室规划出版系列丛书——《网络创新治理与社会发展论丛》。这套丛书将关注网络热点话题，特别是有关医疗、卫生、教育、环保、食品安全等民生议题，以及有关网络形势、网络空间治理与网络社会发展等的宏观问题。具体来讲，一是关注互联网发展最新业态、特征与规律；二是关注互联网发展给相应制度建设与管理工作带来的机遇与挑战；三是关注互联网变化发展对网络应用群体提出的技能与素养要求；四是关注应用互联网开展教育实践工作的探索与经验等。

这些内容是上海开放大学信息安全与社会管理创新实验室作为一个专业化的互联网研究机构对相关领域、相关问题进行分析和研究梳理的成果，以及对相关人员开展培训的实践探索成果。这些成果在一定程度上反映了网络发展以及实践探索工作的最新动态、特征和规律。我们希望本套丛书能够给广大读者提供认识互联网的新视角，帮助大家更好地把握互联网变化发展的新常态和内在规律，更加纯熟地掌握和使用互联网应用技巧，以此来服务我们的工作、生活和精神世界，也期望能够启发读者的思考，以新思维和新模式来认识网络、运用网络。

王伯军

上海开放大学副校长

壹　总报告

2019 年医疗卫生行业网络舆情总报告

一、前言

近年来，医疗卫生行业网络舆情事件不断涌现，呈现新的态势和特征。在2016 年的研究中，我们发现网络舆情呈现"逢医必护"的特点。从 2019 年医疗卫生行业的网络舆情来看，"挺医派"力量不断壮大。网民面对比较专业的医疗知识时，有时容易被外界信息误导，出现不理智的行为，但是与往年相比，支持医闹的比例越来越小，网民的理性有所提升，而且很多网友能站在医方的角度思考医疗事件，甚至能及时为医方鸣不平。"挺医派"力量不断强大的现象也反映了医方发声渠道的增多，且医方有了一定的能力为自己正名。当然，这也离不开《中国医生》等很多优秀的医疗纪录片的宣传作用，人们因之能够更加了解医疗卫生行业、理解医方的不易。

本研究选取了 2019 年引起网民较大关注的医疗舆情事件，并以此为样本，分别从舆情事件特征和舆情事件主体特征两个方面进行研究，以期呈现出 2019 年医疗卫生行业网络舆情的整体动态。其中，事件舆情特征的探析主要着眼于事件的分布特征和传播特征，事件主体的探析主要聚焦于网络医疗卫生领域的四大主体——医方、媒体、政府和网民。

二、研究设计 [①]

（一）样本选取

1. 指标测量

本研究选取 2019 年医疗卫生行业舆情事件样本的两个一级测量指标——"舆情烈度"与"舆情强度"，分别用以体现该年度医疗卫生舆情事件在网络中的总体热度和对于行业的重要程度、舆情发展的时间趋势和网络空间分布。

（1）**舆情烈度**

① 舆情讨论烈度量值：反映某一舆情事件在微博平台上的热议程度。通过抓取新浪微博平台上对相关舆情事件讨论次数最多的帖子，选取其转发数、评论数、点赞数等数据进行汇总、处理。

② 时间持续值：反映某一舆情事件在网络中热议的时间长度。通过新浪微舆情平台查询每个事件的全网数据，分别抓取事件在舆论场中出现的时间和事件淡化时间，计算时间差值并进行一定的转换。

③ 引爆速度：反映某一舆情事件掀起舆论热议的速度。通过新浪微舆情平台查询每个事件的全网数据，分别抓取事件在舆论场中出现的时间和舆论高潮时间，计算时间差值并进行一定的转换。

（2）**舆情强度**

舆情强度用于测量舆论场中各个行动主体的能量消耗，以新浪微博为舆论抓取平台，体现了舆情事件自身的重要程度，主要通过涉事主体多元强度反映。

涉事主体多元强度：某一舆情事件涉及的社会各方力量的多少。操作上将各大行动主体分为政府、媒体、网民、医方、患方等五类，均等比重，涉事主体多元强度指标值为某一事件中涉及的主体数的比重总和。

---

① 研究设计部分沿用《从"逢医必反"到"逢医必护"——医疗卫生行业网络舆情研究报告（2016）》（刘长喜、侯劲勋等著，华夏出版社，2016）的总报告中的"研究设计"。本部分和该书重复的部分引自该书第6—9页，特此说明，以下不再一一注明。

2. 指标赋值

本研究将以上指标量化为标准分（如表 1-1 所示），对这些指标分别赋值后，再将所有数值相加，得到各舆情事件的总舆情指数，该指数可以与其他舆情事件的指数进行比较和排序。

表 1-1 医疗舆情事件分析指标结构

一级指标	赋值比重	二级指标	赋值比重
舆情烈度	70%	舆情讨论烈度量值	50%
		时间持续值	10%
		引爆速度	10%
舆情强度	30%	涉事主体多元强度	30%

具体计算方法如下：

（1）舆情讨论烈度量值 = 总讨论量值系数 ×1 000

单个讨论量值 =0.3× 转发数 +0.5× 评论数 +0.2× 点赞数

总讨论量值系数 = $\dfrac{|X-\overline{X}|}{S}$ [②]

（2）时间持续值 = 时间持续值系数 ×20

时间持续值系数依据下表进行赋值：

表 1-2 时间持续值系数赋值参照表

持续时间	时间持续值系数
1 周以内	0.2
1—2 周	0.4
2—4 周	0.6
1—3 月	0.8
3—6 月	0.9
半年以上	1

---

② X 是每个事件的总发布量，$\overline{X}$ 是所有事件总发布量的平均值，S 是所有事件总发布量的方差。

（3）引爆速度 = 时间差值系数 × 10

时间差值系数依据下表进行赋值：

表1–3　时间差值系数赋值参照表

舆情事件发生时间与高发时间差	时间差值系数
≤ 1	1
（1 3]	0.9
（3 7]	0.8
（7 15]	0.7
（15 30]	0.5
（30 90]	0.3
（90 180]	0.2
>180	0.1

（4）涉事主体多元强度 = 涉及主体占比总和 × 10

依据上述指标体系，本研究选取了2019年影响较大的92件医疗卫生行业网络舆情事件作为研究样本，以开展具体的分析。

（二）数据库构建

为对样本进行更加系统的分析，本研究构建了一个医疗卫生行业网络舆情数据库，分别对92件医疗网络舆情事件进行信息收录。数据库为多级框架，第一级为事件各类特征、要素的简单分类，包括事件基本属性、舆情生命周期和主要行动者三大维度。

1. 事件基本属性

事件基本属性包括"引爆时间""始发地点"及"事件类型"。其中，"事件类型"包含"医疗政策③、医药监管事件④、医疗体制⑤、医闹⑥、暴力伤医⑦、医患纠纷⑧、医疗事故⑨、医方不当行为⑩、典型形象⑪和其他"共计 10 大类。

2. 舆情生命周期

舆情生命周期包括"总发布量""引爆时间""高涨时间""淡化时间""持续时间"和"波动特征"。其中"波动特征"包括"快热快消、快热慢消、慢热快消、慢热慢消、一波三折"5 个类型。

3. 主要行动者

"主要行动者"下有"事件发布者""医方""政府"三大类：

（1）"事件发布者"主要收录"网络始发者、主要发布者"两类信息；

（2）"医方"分为医院和医护人员两个主体，包括"医院等级""医院类型""医院反应""医生线下发声"四类信息；

（3）"政府"在舆情事件中的行动从"是否介入、实施部门、介入时间点、介入方式、反应速度"五个方面进行信息收录。

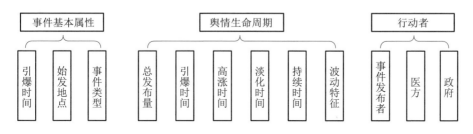

图 1-1　医疗卫生行业网络舆情数据库框架（两级）

③ 医疗政策指国家及政府颁布的医疗方面的政策及改革引发的舆情事件。
④ 医药监管事件指因监管不力造成的医疗卫生问题。
⑤ 医疗体制指因为医疗体制存在问题而引发的矛盾。
⑥ 医闹指患者为了索取利益而故意扩大事端引发争执的舆情事件。
⑦ 暴力伤医指医患纠纷过程中出现患者暴力伤害医生的舆情事件类型。
⑧ 医患纠纷指医患双方均为自己利益发生争执甚至诉诸法律的情况。
⑨ 医疗事故指医方的疏忽或过失导致患者受到伤害而引发的舆情事件。
⑩ 医方不当行为指医方在工作过程中玩忽职守或违背道德但没有造成事故的举动。
⑪ 典型形象指医生方因敬业等优秀品质被报道而引发关注的舆情事件。

三、网络舆情特征

2019 年医疗行业的网络舆情事件类型更加多样化，第四季度成为舆情高发期。舆情事件总体热度较高，快热快消型居多。自媒体成为医疗卫生网络舆情传播的主力。

（一）事件分布

1. 类型分布：事件类型更加多样化，非医患矛盾事件愈发占据舆论焦点

2019 年有关医患矛盾的事件引发全网络广泛的舆情讨论，使得医疗舆情事件在网络活跃度大大提高。参考往年研究中对医疗舆情事件的划分，本年研究将 2019 年的事件类型分为：医疗政策、医药监管、医疗体制、医闹、暴力伤医、医患纠纷、医疗事故、医方不当行为、典型形象和其他共 10 大类。2019 年医疗舆情事件的类型分布情况如图 1-2 所示，本研究选取的 92 件医疗舆情事件中，医疗政策事件占比为 30%，医方不当行为事件占 14%，医药监管事件占 8%；医疗体制和医疗事故事件占比较少，分别为 5% 和 8%，典型形象事件占 8%。虽然医闹、医患纠纷和暴力伤医占比相当少，但是舆情影响却很恶劣。

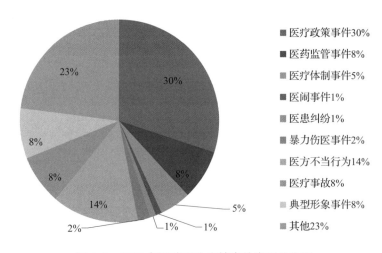

图 1-2　2019 年医疗卫生舆情事件类型分布图

与 2016 年的数据进行对比可以发现，医疗政策舆情事件占比大幅度提升。其他类型事件中，有医疗行业治理事件，也有突发公共卫生事件，还包括医疗科学技术的舆情讨论，等等。医药监管与医疗体制事件与 2016 年相比占比变化不大，而医疗事故占比有所下降，医方不当行为增加 7%。医闹、医患纠纷、暴力伤医事件都有所减少，但是事件造成的社会影响却很广泛。

可以说，2019 年医疗卫生行业舆情事件的分布特点是：事件类型更加多样化，非医患矛盾的事件成为大众的讨论焦点。

表 1-4　2019 年各类型事件舆情烈度和强度情况

事件类型	件数	平均烈度	平均强度	舆情影响指数	排名
医闹	1	232.90	9.00	241.90	1
暴力伤医	2	51.90	15.00	66.90	2
医患纠纷	1	7.93	12.00	19.93	3
医疗事故	7	7.00	11.57	18.57	4
医方不当行为	13	6.74	9.00	15.74	5
医药监管	7	7.14	8.14	15.28	6
典型形象	7	5.16	9.00	14.16	7
其他	21	6.15	7.57	13.72	8
医疗体制	5	7.55	6.00	13.55	9
医疗政策	28	7.21	6.32	13.53	10

从 2019 年各类医疗舆情事件的舆情影响指数来看，不同类型事件之间有显著差异。排名前五的事件类型医闹、暴力伤医、医患纠纷、医疗事故和医方不当行为都属于医患矛盾事件，但是五类事件数量合计只有 24 件，可见医患矛盾事

件数量少，但是影响却十分恶劣。舆情影响指数第一和第二的分别是医闹事件和暴力伤医事件，平均烈度和强度都很高。医闹和暴力伤医事件占比并不大，但是由于其性质恶劣引起的舆论强度却很大。与 2016 年的数据进行对比：2016 年医闹事件排名第 5，医疗事故第 7，医方不当行为第 9，医患纠纷第 10，可以发现医患纠纷类型事件的舆情影响指数在 2019 年有很大程度的提升，医患纠纷的舆情影响越来越恶劣。相反，医疗政策事件数量占比最大，强度和烈度都偏低，舆情影响程度也最小。

2. 时间分布：第四季度最为集中，11 月舆情事件高发

如图 1-3、图 1-4，从医疗卫生行业网络舆情事件发生的时间来看，选取的 2019 年 92 起事件中，医疗舆情事件大部分在第四季度爆发，占比为 44%；其次为第二、第三季度，占比分别为 21% 和 24%；第一季度医疗舆情爆发率最低，占比为 11%。第二季度和第三季度，网络上引爆的医疗舆情事件比较平均，而第一和第四季度则差距较大，极差达到 31 起。如图 1-3、图 1-4，对比 2019 年和 2016 年的医疗舆情事件引爆网络季度分布图，虽然每个季度的占比有所变化，但可以明显看到这两年的医疗舆情事件中都是第四季度的占比最大。

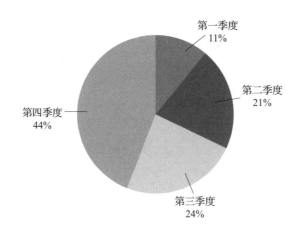

图 1-3　2019 年医疗舆情事件引爆网络季度分布图

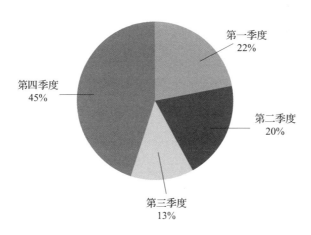

图 1-4　2016 年医疗舆情事件引爆网络季度分布图

　　具体到 2019 年的每一个月份来看，如图 1-5 所示，十一月份发生的医疗网络舆情事件最多，为 16 件，占比为 17.4%；其次是十二月和十月，分别为 13 件和 12 件，占比分别为 14.1% 和 13%。一月和二月引爆的事件最少，各为 2 件，占比各是 2.2%。三月、五月和七月各引爆 6 件，占比各是 6.5%，八月和九月各引爆 8 件，占比各是 8.7%。从月份来看，五月到七月引爆的事件数比较平均，而从九月到十一月则显著增加。

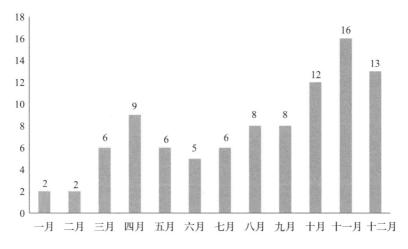

图 1-5　2019 年医疗舆情事件引爆网络月份分布图（单位：件）

从 2019 年各月份发生的医疗网络舆情事件的趋势分布来看，如 1-6 所示，第二季度和第三季度发展比较平衡，第一季度和第四季度波动较大，而且，在年末发生的舆情事件数多于其他时间段。

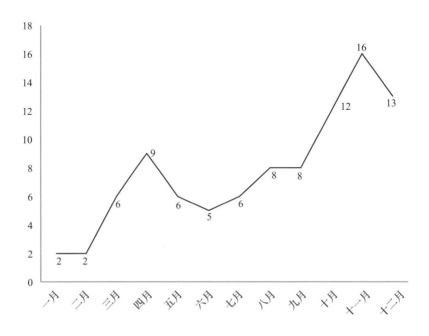

图 1-6　2019 年医疗舆情事件月度分布图（单位：件）

3. 地点分布：华东、华北仍为舆情高发区域，北京未摘高发省市头衔

2019 年，全国范围内的医疗舆情事件占 36%，较 2016 年增长了 16%，其中政府部门颁布的医疗政策占据很大一部分比例，其次是医疗事件。就具体地区而言，2019 年华东地区发生的网络舆情事件占比最高，为 25%，排在第二的是占比 11% 的华北，随后是华南 8%；西北、西南、东北、华中四个地区医疗舆情低发，并且地区之间差异性小。而在 2016 年，华北地区是舆情事件占比最高地区，第二则为华东地区，虽然舆情区域分布发生了一定变化，但是我们仍可以了解到华北、华东近几年一直都是医疗舆情的高发地区。相反，2016 年位于第三的华中地区在 2019 年却是舆情事件最低发生区域。

在全国 34 个省级行政区域中，发生医疗舆情事件的共有 23 个省级行政区。图 1-7 为事件发生数量位居前 7 的省市排序，居于榜首的为北京市，7 起；其次为江苏 6 起，以及山西、广东各 4 起。根据 2015 年和 2016 年的数据，在 2019 年，北京市连续成为舆情事件最高发地区，江苏也同样稳居第二的位置，而上榜两次的省市还有河南和浙江。

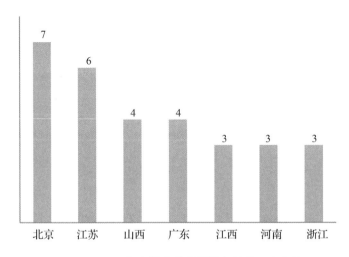

图 1-7　2019 年舆情事件数量最多的前 7 个省份

（二）传播特征

1. 引爆速度：总体引爆速度快，医患矛盾仍最快达到关注高峰

事件的引爆速度是指，事件从进入舆论场开始，到达舆论高峰经历的时间。在 2019 年的 92 起医疗舆情事件中，60% 的事件在 1 天之内引爆，86% 的事件在 1 周之内引爆，相比 2016 年的 51% 的事件在 1 天之内引爆，83% 的事件在一周之内引爆，舆情总体引爆速度有些加快，这种加快的趋势在 2016 年和 2019 年医疗舆情事件引爆时间分布图（图 1-8）中也可以清晰看到。和 2016 年相似，2019 年的医疗事故、暴力伤医、医患纠纷、医闹和医方不当行为等医患矛盾类事件比其他医疗舆情事件的引爆速度更快。2019 年的医患矛盾类事件中 72% 的

事件在 1 天之内引爆，100% 的事件在一周之内引爆。可见，医患矛盾仍是社会的热点问题，敏感又复杂的医患关系时时刻刻牵动着人们的心。和往年情况类似，医疗政策、医疗体制和医药监管事件引爆速度有快有慢，而且并没有其他医疗舆情事件表现得那么强烈，总体引爆趋势比较缓和。

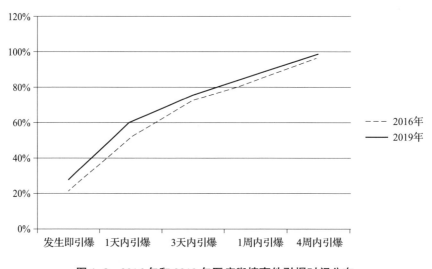

图 1-8　2016 年和 2019 年医疗舆情事件引爆时间分布

2. 持续时间：医患矛盾舆情持续时间短，医疗政策舆情持续时间长

在 2019 年的 92 起医疗舆情事件中，医疗事故、暴力伤医、医患纠纷、医闹和医方不当行为等医患矛盾类事件舆情持续时间短，50% 的医疗舆情事件持续时间在一周之内。但是医疗政策舆情持续时间比较长，71% 的医疗舆情事件持续时间超过一个月，而且有一些政策在正式颁布之前已经引起人们的重视、讨论，这些医疗政策的舆情持续时间更长。如表 1-5，从各种类型医疗舆情事件持续时间分布表中可以发现，能很快引起网民关注的医患矛盾舆情持续时间并不长，它们大部分持续时间在一周之内，还没有一些医疗政策舆情持续时间长。

表 1-5　2019 年各种类型医疗舆情事件持续时间分布

事件类型	一周以内	1—2 周	2—4 周	1—3 个月	3 个月以上
医患矛盾	20	1	1	1	1
典型形象	2	1	0	0	0
医药监管	4	3	3	1	0
医疗体制	2	1	2	1	0
医疗政策	7	1	0	15	4
其他	11	4	4	1	1
合计	46	11	10	19	6

3. 波动特征：舆情事件快热快消居多

舆情事件的引爆速度、高涨时间与淡化时间时长间隔和舆情波动次数都是舆情事件的波动特征，根据事件中这些特征的不同，可以将本研究选取的样本事件分为五种类型：快热快消、快热慢消、慢热快消、慢热慢消和一波三折。2019年的舆情事件中呈现快热快消波动特征的高达 55%，较往年有大幅增加并且达到了一个新的占比高度。快热快消型事件往往出现即引爆，通常一两天之内就迅速引发热议，舆情讨论热度达到顶峰，但是持续时间却很短，大部分不会超过一周就又迅速地淡化了，不再引起大家的关注。快热慢消型事件占到 21%，相比往年有所减少，但是热议持续时间长，舆情周期基本在一个月左右。而一波三折特征事件占比只有 9%，较 2016 年有所下降。最值得注意的是，慢热快消型事件占比为 0，可以说极少出现慢热快消型事件。如果仅仅分析舆情事件引爆时间，可以看到快热型事件占 83.33%；而仅看淡化时间，可以发现快消型事件占 72.5%。整个舆情事件波动都体现出快热快消的特征，但总体而言，快热的速度是要大于快消的，事件引爆往往一两天内就可以完成，并且达到峰值，但事件淡化需要相对更长的时间。

另一个值得注意的地方是，很多舆情事件在第一次舆论峰潮之后就彻底沉寂，不会再引发后续的舆论关注。本研究发现，对于医疗事件的处理结果，一方面媒体缺乏相关的追踪报道，另一方面网民也没有进一步关注。

4. 传播方式：自媒体成为传播主力

在人人都是"麦克风"的时代，自媒体成为舆情传播的重要媒介。自媒体时代，公众通过网络向外界发布自己的观点与新闻的方式越来越普遍，自媒体因为门槛低、平民化、传播快，在医疗卫生行业舆情事件中起到重要作用，并且日趋成为传播主力。越来越多的事件都是由自媒体最先发起，随后在网络上引起广泛关注，或者是通过自媒体进行大范围传播后引起大众关注。例如2019年5月份微博话题"中药注射液"阅读次数达1 891.2万，这个话题引爆是因为媒体人王志安在微博上发表的"开中药注射液缺德"论，此论一出在微博上引发狂风暴雨，中药注射液引起的热度再次引发网友对中药是好是坏的纷争。另外，微博话题"丁香园鞋垫比权健还贵"引发热议，起因也是一篇网文，该网文指出：丁香园指出权健鞋垫价格是天价，但是其旗下销售的一款鞋垫价格比权健却高了一倍，该话题阅读次数达338.4万。再如：《网易裁员，让保安把身患绝症的我赶出公司——我在网易亲历的噩梦！》《婴儿封针调查：一家三甲医院的脑瘫治愈神话》《百亿保健帝国权健，和它阴影下的中国家庭》等自媒体文章，皆在网上炸开，掀起广泛的舆情讨论。除网文以外，视频也成为自媒体发布新闻的最快捷方式，"张红医生高空吸尿"事件就是因网友发布的视频而大范围传播。

对比2016年，视频依然是很多新闻传播的标配，但是这些视频的背后，体现了越来越多的自媒体人在网络舆情事件中扮演愈发重要的传播角色，他们对新闻事件的视频记录和文字记录，成为医疗网络舆情事件关键来源。特别是一些暴力伤医视频在网上传播后，极大地刺痛了网民的心灵。

四、整体舆论氛围

（一）医方：总体具有舆论优势

1. 医方发声渠道增多，能更好地为自己正名，树立医方正面形象

在 2019 年间，医疗舆情领域内出现医患矛盾的事例比起往年有明显减少。除却医方明显存在过错的某些事件之外，医方的舆论形势一片向好。同时，医方的发声渠道有所增加。

首先，医方能够通过医方官方账号、粉丝量多的医方自媒体以及新闻媒体及时地对诸如"幼儿输液时发现疑似有虫""温州一名儿科医生被曝收受药品回扣""老人 4 次病危求救，医生忙拍合照"等对医方舆论不利的事件做出相关回应。由于发声途径增多，传播速度快，医方能在舆论进一步发酵之前就做出回应，阻止舆论的进一步发酵，维护医方的公信力。

其次，在相关医疗事件中，医方的典型人物、某些名医或者著名医学教授也会通过个人新浪微博等社交媒体或者新闻媒体进行医学科普，这样的举动在增加民众医疗知识的同时也树立了医方的正面形象。

除此之外，医生个人可以通过微信朋友圈、微信公众号等途径发表自己的看法，这些个人发言往往会因更加具体、真实而被广大新闻媒体转载传播，进一步树立医方在事件中的正面形象，从而可以拥有更多的舆论优势。

总体来说，由于科技发展，大众传媒平台的客户增多，新闻传播速度加快，医方可以通过更多的途径发声，从而出现"只要发声就能被获知"的情况。这种情况一定程度上减少了医生与网民之间的信息隔阂，能够更好地为医方树立正面形象。

2. 人力、物力等医疗资源的欠缺被广泛关注，许多人为医方鸣不平

医疗资源匮乏问题在 2019 年得到了更多的重视。与 2016 年相比，2019 年

中，医疗资源匮乏、医生的工作环境和工作待遇越来越被民众所关注，民众往往会通过一件事例联想到自己周边类似的事例，从而更加关注医方的不易，为医方鸣不平。在诸如"因没有床位导致延误治疗而死亡"的事件中，民众舆论会从"没有床位"出发，扩展到乡村医院缺乏医生、缺乏药物等医疗资源问题，而非单纯去追究某一个医院、某一位负责医生的责任。

同时，也有更多的相关医疗自媒体通过公众号、微博等形式推送相关医疗资源匮乏的报道，使得更多的民众了解到医疗资源匮乏的现状，增加对医方的理解。例如，"菠萝因子"在2019年6月5日发表的公众号推文《为什么〈人间世〉里都是好医生，但现实中却不是？》中，就提到医疗资源匮乏使得医方也在很多医疗事件中"很难做"。医疗资源欠缺问题已经成为一个受到广泛关注的、覆盖医方全科室的问题。

（二）患者：血淋淋的暴力事件，谁之过？

2019年的医疗卫生行业网络舆情事件中暴力伤医事件占比并不大，但是舆论强度却很大。

从发生的暴力伤医事件来看，除了患者个体原因外，医患双方沟通障碍[12]也是原因之一。医患沟通障碍又包含两方面的原因：一方面医患双方在情感上交流有障碍，另一方面医患双方在专业知识上交流有障碍。从情感上来说，医患双方在治疗行为发生前大多是陌生人，相互不了解，容易对对方的行为产生误解。患者在看病时有时并未将自己的真实意愿全部告诉医生，这其中可能有语言表达方面的力不从心，也可能有不得已的苦衷。这些都情有可原，但是却为医生了解患者的病情并及时施治增加了种种障碍。而医生呢，由于长期与遭受病痛折磨的患者相处，同时受到职业规范的约束，在治疗患者的过程中情绪波动并不大，医生这种自然而然形成的情绪免疫能力与遭受疾病折磨的患者情绪波动大的特征不太

---

⑫ 吕果，张景，袁克虹.终止暴力伤医：重构医患冲突的调解机制［J］.中国医院院长，2020（9）：83—85。

相适应，患者容易先入为主地以为医生轻视自己、不重视自己的疾病，进而错误地对医生产生不满情绪。从专业知识上来说，医患双方是不对称的，双方在沟通的时候有时难以达成共识。医务人员作为受过医学教育的专业人士，他们的医学知识储备要好于大部分普通患者，他们可以理性地认识到医学的局限性。但是，部分患者由于医学知识的匮乏，对医生抱有不切实际的期望，甚至盲目地认为医学是万能的。由于部分患者前期对医生的期望非常大，所以，后期对医生无法治疗疾病的失望感也特别强烈，甚至部分患者或患者家属片面地认为是医生的无能和失职导致无法顺利治疗疾病的后果。

（三）网民：理智与不理智并存

1. 另一种"挺医派"

在 2019 年间的医疗舆情事件中，医方占据了较大的舆论优势，这一方面与医方的因素有关，另一方面也与网民对医方的了解增多有关。在 2019 年出现了很多大热的医疗纪录片，例如《生门》《人间世》《中国医生》等，这些纪录片把武汉大学中南医院妇产科主任李家福、南京鼓楼医院徐晔医生等典型形象推到了网民面前，《中国医生》纪录片中"只要生命还可贵，医生就应当被尊敬。"等理念随着纪录片的大火也进入了更多民众的视野。此类介绍医生工作的纪录片，让网民更能切身地体会医方的不易，从而在许多模棱两可的医疗事件中对医生保持尊敬，让民众一开始就对医方保持着一种"滤镜"，医方从而能获得同情和理解的舆论氛围。

除此之外，医疗事件的火热报道对于网民们的心理冲击也是巨大的。2019年中，虽然医闹事件数量比起往年有所降低，但是其恶劣的性质和媒体的大力报道使其产生了较为恶劣的影响，医闹事件使得医方在舆论战场上拥有了人心天平的倾斜，以至于接受了众多重大医闹新闻影响的网民会在医疗事件爆发之时不会同之前一样无脑地为患者发声，而是会保留对医方的观望，等待更多准确的报道和相关当事人回应。这样对医方倾斜的网民心理，使得更多的网民成为另一种

"挺医派"。

2. 网民的理智性：医闹事件，反转现象减少

在过去的一年里，医疗舆情事件与往年相比，网友明显具有更高的理智性。在本研究摘取的 92 起事件中，医闹事件仅有 2 起，而反转事件仅有 1 起，与往年相比，医闹、反转事件的比例越来越小，这在一定程度上说明网民的理智程度变高了，不会从事件开始就下定义，而是等多方回应之后再做出事件评述。

网民的理智性一方面与国家教育水平息息相关，随着高等教育的推广普及，网民们的受教育程度也普遍提高，辩证思维的培养可以大幅度提高网友的理智性；另一方面，随着互联网的发展，新闻的时效性能够更好地发挥，信息延迟、信息不对称的空档期极大地减少。近几年来，网络上的"打脸"事件频发，从而使得 2019 年的网民在面对医疗问题事件时，能够理性地去看待事件多方的回应，而非很容易地被错误舆论所引导。

3. 网民的不理智性：被错误舆论引导

在舆情事件中，网民往往会由于缺乏专业知识、对医患关系敏感、缺乏自主思考能力等因素，从而被错误舆论引导，产生不理智的言论。

（1）缺乏专业知识

医疗事件通常是专业性要求较高的事件，而网民作为舆论的主体往往会由于缺乏专业知识而产生过激舆论。例如，在"江西省儿童医院 92 名儿童现不良反应"事件中，92 名儿童由于贴了三伏贴而出现不良反应，三伏贴是一种含有中药成分的医药品，由于缺乏相关专业知识，网友中出现了一股"中医吹"和"中医黑"的讨论热潮。

（2）对医患关系的敏感

由于医患关系存在敏感性，故而许多网民也会切身地站在医方或者患方的角度去攻击事件中不占理的另一方。

（3）缺乏自主思考能力

在网络平台信息良莠不齐的前提下，许多网民会由于缺乏自主思考能力而被"带了节奏"，从而跟随舆论大流去抨击舆论中的一方。

4. 网友对政策实施效果有担忧

与 2016 年相比，2019 年的医疗政策类新闻大幅度增加，政府对医疗事件更加重视，与此同时，网民也对相应的医疗政策类新闻更加重视。但是，由于政策的推行有时间问题和从中央下达基层的传导问题，以及部分网络社交媒体为了新闻舆情烈度而大量报道会引发舆论争议的负面新闻而非新闻效果一般的正面新闻，使得部分网民对政策的实施效果保留着负面的态度。

2019 年间，在本研究所选取的 92 个案例中，医疗政策类案例占 28 个。从占比来说，医疗政策类案例的比重增大意味着国家正在对医疗政策进行进一步的修改和完善，但是从舆论角度来看，此类政策类新闻往往没有激起大范围的舆论讨论热潮，通常是"没有水花"的舆论事件。总而言之，网友普遍对此类医疗政策的发布保持正面的态度，但是同时也有少数网友怀疑它的实施效果。

（四）政府：积极治理，任重道远

1. 积极介入，快速处理

针对一些重大的医患纠纷和医闹事件，政府相关部门采取了积极干预的举措，比如相关的行政执法部门及时介入事件，阻止了相关事件的进一步恶化，使得事态得到有效的控制。比如 2018 年底，证监会发现上市公司康美药业涉嫌财务造假。经调查和审理，证监会拟对公司及责任人员进行处理[13]。中国证监会官网于 2019 年 8 月 16 日发布了《证监会对康美药业等作出处罚及禁入告知》，指出上市公司应严格遵守信息披露制度，遵循诚信原则，履行社会责任，维护市场

---

[13] 《证监会对康美药业等作出处罚及禁入告知》，http://www.csrc.gov.cn/pub/newsite/zjhxwfb/xwdd/201908/ t20190816_360715.html，采集日期 2020 年 9 月 1 日。

经济的公开、透明和发展。在通知中同样提到证监会"将持续保持对信息披露违法违规行为的高压态势，加大惩戒力度，增强监管震慑力，将综合运用行政处罚、刑事追责、民事赔偿及诚信记录等立体追责体系，提升违法违规成本，通过持续、精准监管，促使上市公司及大股东讲真话、做真账，推动中介机构归位尽责，合力守住信息披露这一资本市场'生命线'"[14]。

针对康美药业，证监会首先进行了事实调查，切实履行了市场监管的责任，同时后期与行政执法部门联动，追究相关责任主体的法律责任，通过行政处罚等方式使得事件整体纳入法制轨道，也让相关执法部门有所为、知其所为。通过处罚及禁止告知的警示作用，为市场上的企业更加明晰地划定了市场经济中企业经营的底线，让更多的企业在充分利用市场活力和动力的同时，坚守作为一个企业的社会责任和道德良知。

再如针对一些恶性暴力伤医事件，相关部委迅速推出系列措施，加大打击医闹力度，要求相关部门和医院加大医院安全保障力度。

2. 回应迅速，但部分执法程序的公开仍在路上

2019 年上海交通大学医学院附属仁济医院发生了一起让人费解的医患纠纷，因为拒绝患者插队引发矛盾，仁济医院主任医师被戴上手铐强制带走，在派出所做完笔录之后被放回。但关于警察能否给当事医生戴手铐、医生是否有责任协调医院秩序引发了争议。

之后上海市公安局浦东分局微信平台"警民直通车浦东"针对患者插队、医生戴手铐争议做出了回应，指出在当事医生拒不配合并与处置民警发生肢体冲突的情况下，现场使用手铐强制传唤，符合《公安机关办理行政案件程序规定》等法律规定[15]。《公安机关办理行政案件程序规定》第六十七条规定："强制传唤时，

---

[14] 《证监会对康美药业等作出处罚及禁入告知》，http://www.csrc.gov.cn/pub/newsite/zjhxwfb/xwdd/201908/t20190816_360715.html，采集日期 2020 年 9 月 1 日。

[15] 《上海警方回应"仁济医院专家因拒绝接诊插队病人被警方戴上手铐带走"事件》，http://legal.people.com.cn/n1/2019/0426/c42510-31053033.html，采集日期 2020 年 9 月 1 日。

可以依法使用手铐、警绳等约束性警械。公安机关应当将传唤的原因和依据告知被传唤人，并通知其家属。"对于此次事件的回应快速而又高效，但关于其中当事医生拒不配合而与民警发生肢体冲突的具体事实仍然处于模糊状态。为什么当事医生拒不配合？发生肢体冲突是必要的吗？必须要戴手铐吗？这些问题仍然处于模糊状态。

3. 发生纠纷要监管，推出监管措施"惹议论"

针对网民极为关注的疫苗安全问题，2019 年 6 月 29 日下午，十三届全国人大常委会第十一次会议表决通过了《中华人民共和国疫苗管理法》。疫苗单独立法的消息发出，大多数人持支持态度，但仍有部分争议评论。因为不了解，才会误解或者曲解。所以政府要加大宣传力度，发挥教育和科普的作用，提高民众的政治素养和法律素养，合理客观地对待法律法规的推行和实施，明白法律法规和政策规定的制定目的和长远价值。

4. 医疗监管齐上阵，虚假广告难根治

2019 年 9 月，国家中医药管理局对全国 31 个省（区、市）的 1 560 份报纸进行了监测，共监测到虚假违法中医医疗广告 30 条次[16]。广告宣传提高产品知名度，本身带有营销属性，但医疗广告面向的是急于求药的患者，关系到患者的身体健康和未来幸福，至关重要。部分广告夸大产品药效，甚至拟造产品不实功能，诓骗消费者，不仅损害了消费者的财产和身体利益，更让无数的民众寒了心，对未来充满忧虑。医疗监管作为患者权益的保护伞，需要承担相应的责任，使得医疗宣传适当、准确，医疗广告行业良性发展。

虚假广告本就损害消费者合法权益，再加上医疗健康问题，更是关乎每一个民众的身体健康和性命安危。医疗监管机构更是要与广告行业监管机构齐心协力，共同营造良性健康的医疗广告生态。

---

⑯ 《市场监管总局公布 2019 年第一批典型虚假违法广告案件》，http://finance.sina.com.cn/roll/2019-05-09/doc-ihvhiews0759174.shtml，采集日期 2020 年 9 月 1 日。

5. 舆论是鞭策，催生更好的政策

2019 年发生了几起严重的医患矛盾事件，性质十分恶劣，在社会上引起广泛讨论，网友们纷纷从医生角度表示对紧张的医患关系的担忧。

对待暴力伤医事件，我国早已有相关的法律规定："第一，暴力伤医的刑事规制。根据 2015 年通过的《中华人民共和国刑法修正案（九）》的规定，暴力伤医案件可纳入聚众扰乱社会秩序罪，在未构成聚众扰乱社会秩序罪的情况下，可按寻衅滋事罪处理。在对医护人员实施的伤害行为造成轻伤以上伤害时，或致其死亡时，可依故意伤害罪、故意杀人罪论处。第二，暴力伤医的行政规制。根据《中华人民共和国执业医师法》的规定，侮辱、诽谤、威胁、殴打医师或者侵犯医师人身自由的，依治安管理处罚法处罚。第三，暴力伤医的民事规制。根据《中华人民共和国侵权责任法》的规定，侵害他人造成人身损害的，应当赔偿医疗费、护理费、交通费、误工费等；造成残疾的，还应赔偿残疾生活辅助具费和残疾赔偿金；造成死亡的，还应赔偿丧葬费和死亡赔偿金"[17]。这些法律法规表明了在暴力伤医事件的处理中至少能够做到有法可依。

针对暴力伤医事件，政府推出了很多相应举措，出台不少文件，吸引了网友的很大关注。

北京市十五届人大常委会第二十二次会议也表决通过《北京市医院安全秩序管理规定》，提出北京医院将建安检制度，对拒不接受安全检查的患者，医院有权拒绝其进入；二级以上医院设警务室，与医院保卫部门联合办公；在急症室、安检口等重点部位配备一键报警装置，对多次到医院无理取闹等高风险就诊人员由保卫人员陪诊等。此项举措完善了医方在处理医闹暴力伤医上的应对机制，保障了医生的安全，可以一定程度上减少或避免暴力伤医事件的发生，很多网友都为之叫好点赞，建议全国推广。但是也有网友表示担忧，例如一位微博网名为"Callypso"的网友说："当所有医疗体制带来的问题都被集中到医患之间，安检

---

[17]　李桂林，李唐玥. 暴力伤医的法律成因与应对研究［J］. 湖南科技学院学报，2019，40（12）：84—86。

这个做法确实可以保证医生的安全，但是这是一种以暴制暴的方法，患者的怨气被压抑或许会催生医院外的暴力行为。要解决医患问题，对医生的监管和保护以及对患者的引导和规劝缺一不可。"2019 年伤医事件的受害者陶勇医生也对这项举措表示："我觉得安检措施的落地从一定程度上给医护人员们吃了定心丸……但是安检不是我们的目的，它只是一个手段和方法，如果要顶着钢盔，穿着防弹服、防弹背心来看病的话，就没什么意思了，我们真正想要推动的是，让医院内部形成一个温暖的、和谐的、有爱的环境。"针对这项举措，微博大 V"中国长安网"发起了一项投票，结果显示，赞成的人数为 591 人，其他意见 28 人，支持人数达 95.48%，相较于 1 月份南宁市率先设安检门时，网友对医院安检制度的态度有一定的改变，支持的人数增加了 4.3%。但是不少网友也意识到仅仅保护医护人员的安全是只治标不治本。

政府也从法律法规角度进行过制度的完善。实际上早在 2019 年 6 月 7 日，医闹黑名单就已经成为一项打击医闹的武器，"177 人被列入医闹黑名单""医闹被限制考公务员事业编"等话题都被网友们热烈讨论。国家发改委、国家卫健委等 28 个部门联合印发《关于对严重危害正常医疗秩序的失信行为责任人实施联合惩戒合作备忘录》，共同落实联合惩戒措施。

2019 年 12 月 28 日，全国人大常委会表决通过《中华人民共和国基本医疗卫生与健康促进法》，该法做出规定："禁止任何组织或者个人威胁，危害医疗卫生人员人身安全，侵犯医疗卫生人员人格尊严。"这是我国卫生健康领域内第一部基础性、综合性法律，以国家法律的形式对医疗卫生健康领域里的社会关系和行为进行了规范。话题一经抛出，就引起激烈讨论，"人民日报"首发微博转发数 1.1 万，评论数 1.4 万，点赞数 27.9 万。话题"中国立法防医闹"讨论次数达 5.2 亿次。数条点赞数高的评论都是反映网友们强烈要求严惩医闹。

同日，微博大 V"封面新闻"主持了关于如何看待将医闹纳入征信系统的投票，表示明确支持态度的达 69.85%。而由"封面新闻"主持的话题"杀医该不该加重处罚"阅读次数达 3.6 亿，讨论次数 4.1 万，并且大部分网友都表示应该加重处罚。舆情结果显示，对于社会影响恶劣的杨医生被害事件，基本医疗与健康促进法的出台并没有使广大网友感到满意，相反，舆论一边倒地都在为加重处罚力度发声。

对于政府推进的举措、出台的文件，网友们不仅是做出自己的判断，还给相关部门提出了更高的要求。舆情是晴雨表，反映了民情民意的方向；舆论是鞭策，不断催生出更好的政策。

（五）媒体：不断分化

1. 自媒体成为主力，信息真假难辨，混杂不清

近年来，各种平台的涌现使得信息接受者也成为消息传播的大军，比如微信公众号、知乎等平台用户可以发表自己的观点、立场和言论，还比如"今日头条"可以自己写"微头条"，自己传播消息。但因为每一个用户都在屏幕的背后，这样一种信息时代的隐蔽状态使得用户本身的利益取向不明，这也直接影响到信息本身的真实性。

新闻真相的挖掘需要时间，同时媒介的局限性使得信息无法完整地反映现实生活，必会有所疏漏。短视频平台和公众号等自媒体的兴起，使得网民在了解新闻事件时必然会受到媒介性质的影响，不同的媒介承载的信息内容也不尽相同。有时新闻会出现反转或者引起巨大关注，这一现象的成因除了上文所说的政府部门的介入和监管外，还包括媒体的澄清和公众的参与。媒介的影响力越大，搜集的证据越是清楚，就越容易引起舆论的转向。比如 2019 年"3·15 晚会"曝光了医师证、药师证被明码标价租赁，一方面让黑心产业曝光于公众面前，另一方面"3·15 晚会"的高关注度也让对这一乱象的后续惩罚和整治提上了日程。

除了媒体，当事人或者相关人员的澄清和自认同样会引发巨大关注。当事人不仅在法庭审判中有关键地位，在舆论传播上同样至关重要。受害人的采访或

者受害人的直接发声都会让舆论的发展更为迅猛、激烈，也更容易引发民众的关注。另一方面涉及的主体的范围也同样会影响到新闻传播的力度。比如公众通过社交媒体在朋友圈中进行强关系传播，或者当事人接受自媒体的采访讲述更多的真相，他们的言论往往在舆论传播中影响巨大。他们的发言至少给网民多提供了一个视角、一种思路，让事件变得更完整、真实、有说服力。

流量变现的互联网模式也使得部分传播者为了自身利益发布虚假新闻，造谣生事，在数据的终端潇洒离场。比如 2019 年"日本攻克白血病"的新闻引发关注，某公众号的一篇《日本宣布攻克白血病，国内媒体一片沉默》被大量转发。这个新闻最开始是日本厚生劳动省在 2019 年 5 月 15 日决定将一种治疗白血病的新药"Kymriah"纳入其全民保险，但这一消息经过国内小部分媒体的"洗礼"，就变成了这些字眼："白血病已被日本率先攻克""治愈率从 20% 提高到80%""新药快速进入医保""诺贝尔奖获得者宣布白血病被攻克"[18]。"攻克"一词引人注目，却夸大事实。本是子虚乌有的医疗事件，却因为白血病的受关注度而被以讹传讹。在真相还在穿鞋的时候，谣言已经走遍天下了。自媒体的监管任重而道远，需要相关部门掌握力度，关注效度，目光看到远处，长期统筹规划，而不是浮于表面、一味惩戒。

2. 真实新闻被曲解，传统媒体责任重大

因为互联网时代的来临，传统媒体的新闻来源也变得纷繁复杂，事件真相也因为立场、利益、角度等原因而难以窥其全貌。随着传媒环境的急剧变迁，社交媒体、算法分发平台成为人们获取新闻信息最主要的渠道，普通用户也成为新闻生产的主体，专业媒体则不再是唯一的，甚至不再是主要的新闻生产者和传播终端。用户对于什么是新闻、什么是虚假新闻的认识，建构了今天的传播秩序[19]。

---

[18] 《日本攻克白血病？我佛了》，https://baijiahao.baidu.com/s?id=1673609515362764592&wfr=spider&for=pc，采集日期 2020 年 9 月 1 日。

[19] 《2019 年虚假新闻研究报告：专业媒体仍在持续生产错误信息》，http://news.ifeng.com/c/7tFhge3rwSE，采集日期 2020 年 9 月 1 日。

起初真实的新闻可能在传播中被无数次地重新编码、解码，真相由此被扭曲。比如中央电视台《新闻30分》发布了中国科学家陈小平团队的重大发明"疟原虫感染免疫疗法治疗晚期癌症"，随着网络传播信息内容发生了扭曲。在信息的多级传播过程中，由于各种因素例如个人动机等的影响，人们更倾向于夸大或增值那些符合自己既有观念的信息，贬低或忽视那些不符合自己原有观念的信息，并乐意对前者进行绘声绘色地传播，对后者进行抵制或改造，这些都是信息扭曲效应的表现[20]。从标题来说，此新闻中的"科学家""治疗""晚期癌症"等字眼受关注度颇高，媒体的标题以偏概全，没有说明可治疗的癌症种类，只是笼统地说治疗晚期癌症，标题极易使人产生误解。如果没有查看文章内容，极易在网民心中产生错误的引导。这属于标题党式的新闻报道，容易引起歧义。所以媒体在发布新闻时，要坚守良知，切勿为了点击量和流量夸大标题，错误地引导网民，故意引发热点讨论，这样得来的关注不真实，也没有必要。

3. 官方新媒体运营值得重视

传统媒体除了要做新闻的清道夫，更要注重媒介融合。官方微博、微信公众号等理应发挥互联网传播高效、快速和互动性强的作用，但如果疏于管理，或者不加重视，这些渠道不仅不能高效地传递信息，反而会给政府形象造成不利的影响。2019年度对全国各省市的医疗卫生主管部门的官方微信公众号和微博进行了分析和研究，发现大部分部门都开通了新媒体，但运行效果差异较大，出现了部分新媒体开通了，运营效果不尽如人意的现象。只开不管不仅体现了相关部门不能很好地适应互联网时代的发展，同时也在一定程度上体现了形式主义的存在。回复不及时、页面设计不人性化、操作复杂等都会增大网民获取信息的难度。要解决这一问题，可以指派专业人员负责日常信息的推送，通过机器自动回复和人为的互动增加账号活力，传递真实信息，推进政务

---

[20] 《信息扭曲效应（传播中的心理效应解析）》，http://www.guayunfan.com/lilun/151306.html，采集日期2020年9月1日。

公开。

除了僵尸媒体的问题，还有媒体的融合问题。比如微博、微信公众号的名称不一致，使用搜索引擎时无法快速找到官方账号；微博、微信公众号的认证问题，导致名称、标签、头像、认证混乱，网民难以直接找到官方发布的信息。所以政府的多个媒介平台要注重融合，塑造独特的公众号形象，注重搜索引擎的应用，让网民能更直观、更快速地发现准确信息。

五、反思

（一）医方：提升管理

1. 严抓医方管理，从医方角度构建和谐医患关系

在 2019 年抓取的 92 起事件当中，出现了 13 起医方不当行为事件、7 起医疗事故事件，同为医患矛盾类型的话题，此类事件和暴力伤医事件均引起了较大的舆论风波，但是与之不同的是，此类事件均是医方明显的问题所致。虽然医方的舆论态势较好，此类事件的舆论风波远不如其他一些事件来得大，但是从数据上看，此类事件在医患矛盾事件中也占据了较大的比重，由此，我们可以看出，医患矛盾的始作俑者不只是患方，医方也需要为此负很大的责任，严抓医方的管理，成为构建和谐医患关系的重要方面。

医方的管理包括很多方面，首先就是对医生的管理。医生在医患关系中是占据主动权一方，医生的态度和水平直接关系到患者的生命健康，所以，医方应该严格把控医生的职业态度、职业素养和医疗水平，要减少诸如"老人 4 次病危求救，医生忙拍合照""温州一名儿科医生被曝收受药品回扣"等由于医生不良的职业态度、职业素养而出现的医患矛盾。

其次是医疗资源管理，在众多医疗事故中，由于医疗资源管理出现问题而引发矛盾的不在少数，所以，医方应该加大对医疗资源的管理，包括对药品的管

理、对血液的管理、对医疗工具的管理等。

最后，除却医疗专业方面的管理，医方也要注意机构本身的管理，在处理医患关系过程中，不仅要达成让患者康复的目的，也要注意患者的心理问题和个人隐私问题。

2. 提出合理诉求，解决医疗资源匮乏问题

医疗事件其实大部分是突发事件，而医方在平时，就需要关注医疗资源问题，确保医院处于一个有后备供应链条、医疗资源充裕，能够应对医疗事件的运转状态。例如，在医疗资源匮乏的村镇地区，也要注意医务人员、医疗设备、医药品缺乏的问题，当地村镇政府、卫生所应及时提出合理诉求，以应对当地居民对于医疗的需求。而城镇地区，虽然大部分的医疗资源均没有数量上的短缺，但是也要注意医院与医院、科室与科室之间的资源分配问题，例如在春冬感冒高发时节需要注意对发热门诊等科室的物资供应等。总而言之，医方需要及时清点核算自己的医疗资源和医疗能力，并有针对性地提出合理诉求，以一个更加良好的运转状态去应对居民的医疗需求。

3. 加强医患交流，减少心理信任差带来的医患矛盾

针对医患双方沟通不顺利的问题，本文有两点建议，一是设立主动协调医患关系的社会工作岗位，二是设立主动反馈患者投诉的部门。这种协调员的主战场在医院一线，例如住院病房等，他们的核心工作是主动发现并化解医患矛盾。对待患者，社会工作者要动之以情，晓之以理。作为对医院和医生比较了解的社会工作者，要设身处地地为不太熟悉医院和医生的患者着想，例如，患者的情感问题、经济问题等要适当地了解一下，并要尊重和体谅患者，协助医生切实解决患者遇到的问题，避免医患矛盾加剧。这个主动反馈患者投诉的部门，要设置在便于患者寻找的医院的核心地带。这种比较显眼的位置可以帮助患者及时找到并进行投诉，投诉部门主动地反馈也可以为患者提供及时的帮助。对于医患沟通不顺引起的投诉，投诉管理部门一方面要安抚患者，另一方面也要理解医生，找到问

题之所在，并和双方进行沟通，使其能够相互理解，增强信任，进而摒弃前嫌，医患双方齐心进行疾病的治疗。

从医务人员的角度出发，如果连普通医务人员的身体健康和生命安全都得不到保护，这会严重影响医务人员从业的信心。久而久之，这也会严重影响医疗卫生行业的发展。医务人员不信任患者，患者也难以得到及时治疗，进而进一步加深医患矛盾，导致更多悲剧的发生。所以，做好暴力伤医事件的防控工作十分重要[21]。

一方面医护人员要从自身做起，提高共情能力，多多理解患者。特别当患方因为疾病方面的痛苦情绪波动比较大时，医务人员需要进行适当的安抚，降低患者和患者家属因产生对立情绪的可能性。另一方面，医院要加大安全防范力度。医院推广"安检"，可以防止患方进入医院时携带一些锐器、易燃物等物品。医院可在诊室、病房等设置"一键报警"装置以帮助医务人员及时向安保部门和公安机关求助，摄像头可以早早发现可疑现象。此外，提高医院应对突发事件的能力，也在防控方面起着重要作用。

第三方面，要加强医疗普法宣传和基本医学常识教育。将医疗普法宣传纳入国家普法重要事项，有效推进医疗普法进社区、进村镇、进企业、进学校、进医院，实现医疗普法宣传全覆盖，有效促进依法就医、依法行医；积极开展医学常识科普教育活动，通过开展健康医学讲座、编发医学科普手册、回应社会热点医学认识偏差等措施，消除患者由于听信网络谣言造成的对医方的误解；加强宣传平台建设，既要发挥电视、广播、报纸等传统媒体平台的作用，实现主流媒体正面引导，也要加强移动客户端等网络平台的建设，利用微博、微信公众号、抖音等群众喜闻乐见的形式，让群众乐于主动接受并掌握基本医学常识。

---

21 马路瑶. 暴力伤医犯罪的成因与防控对策——以 97 个暴力伤医犯罪相关刑事裁判文书为研究对象 [J]. 犯罪研究，2020（2）：64—77。

（二）患者：加强学习，信任医生

患者作为医疗事件中的一方当事人，其态度的变化对缓解医患矛盾也具有重大意义。在影响重大的医闹事件中，伤害医务人员的罪犯受到了社会各界的谴责和法律的制裁，但是问题的隐患也不容忽视。

一方面，患者需要增加对法律规定和医学常识的了解。通过微博、微信、电视、广播等媒体平台，学习法律规定和医学常识。法律教育可以帮助人们了解到暴力伤医行为的恶劣程度，进而克服一时的冲动。基本医学常识可以帮助人们认识到医学不是万能的，要认识医学的局限性，不要因救治的失败不分缘由地迁怒于医务人员。患方可以通过法治教育和对医学常识的了解，将"暴力伤医"的冲动扼杀于摇篮之中。

另一方面，患者需要提高理性思考的能力。人是一种感性的动物，在医疗事件中，患者由于一时的不理性，可能造成诸如医闹的悲剧，所以，患者在整个治疗过程中，需要提高自己的理性思考能力，认识到医学不是万能的，多理解医方的不易。医患关系从本质上应该是信任关系，缺乏信任基础的医患关系非常脆弱。

（三）网民：增强理性

1. 提高识别能力，避免被错误舆论引导

从 2019 年的情况看，网民的理智程度比起往年有明显提高，但是不理智的情况仍然存在。其中，被错误舆论引导而出现的舆论风暴是引发网民不理智发言的重大原因，所以，网民提高信息识别能力极为重要。

首先，网民需要提升相关专业知识，做到"不知即不乱说"。网络"冲浪"门槛较低，网民们躲在屏幕之后，不知道彼此的状况，甚少为自己的言论负责的意识，故而容易出现网民实际上不清楚事情的原委却仍然要不负责任地抒发自己的意见的情况。数据显示，微博网民本科率只有 4%，可见，大部分的网民没

有相关的专业知识，仅凭个人看法和经验就在网络上言之凿凿，在面对医疗事件时，这种由于缺乏专业知识就评论而引起的舆论风暴就更为严重。比如"江西省儿童医院 92 名儿童现不良反应"事件，医院用三伏贴导致 92 名儿童出现瘙痒灼痛等不良反应，家长质疑三伏贴的药物成分，而三伏贴主要是用中药制成，许多网民便以此来攻击中药。但是事实上，三伏贴是国药准字批的，又称发泡灸，很多大医院都在用，起泡通常是由于使用时间过长，儿童皮肤娇嫩，配药药性强导致的，起泡是经常发生的正常现象。故而，网民提升专业知识十分重要。

其次，网民需要认清不良信息，谨防被错误舆论引导。例如某些大 V，拥有巨大的粉丝量，但是他们并不关心新闻本身，只在乎发表的内容能不能引起网民的关注，能不能让更多的人看到，发表的评论能不能增加流量，从而为自己带来收入。因此，为了吸引更多人的眼光，个别大 V 会发表一些带有矛盾、争议色彩的新闻评论，即使事件并没有经过证实。而有些网友就会陷入这种流量陷阱，故而网友需要认清这样的信息，做到"不信谣、不传谣"，善用举报，谨防被错误舆论所引导，要做到未经证实的新闻一律不信，争议性的事件出现时听取多方发言，了解足够多的和足够真实的信息再进行讨论。

最后，网民需要提升自主思考能力，不人云亦云。许多舆论热潮形成的原因都是人云亦云。俗话说，三人成虎，在面对舆论热潮时，不要别人说什么，就是什么，多去思考新闻事件本身，而不是大众的看法，多去关注官方的消息，而不是各种亲戚朋友或者媒体小报的"我听说"。要提升自主思考能力，这样才能在舆论大潮中保持清醒的头脑。

2. 善用网民舆论监督权利，更加及时、理性地解决医疗事件问题

舆论的力量是巨大的，网民的力量也是巨大的。从 2019 年的事件来看，许多医疗事件的回应、解决速度都得到了巨大的提升，这当然与网民的舆论监督脱不开关系。许多事件从舆论发生到舆论高潮，仅仅用了 1—2 天的时间，舆论的助势，会给事件的过错方造成舆论的压力，从而逼迫他们更加积极地应对问题、解决问题，这就是舆论监督的力量。所以，网民在面对医疗事件时，如果已经得到了完整、真实的信息，并且清楚地判断了事件的过错方和受害方，也不应该保持沉默，而是需要勇敢地站出来为受害方发声。与此同时，网民也应该善用舆论的监督权利，为自己所说的话负责，明白舆论的引导力量，把舆论的监督力量利用好，而不是一味地只顾自己的口舌之快，造成网络暴力。同时，根据调查研究结果，我们也发现，许多事件在一开始具有较强的舆论效应，但是在后续发展中，就再也无人问津。针对这一点，网民们也需要善用舆论监督的权利，通过舆论监督敦促各方解决问题，减少过错方"避过风头之后再出来活动"的机会。

（四）政府：提升舆情治理水平

1. 政务公开需及时，执法过程要公开

在关注度高的新闻事件引起的巨大舆情处理过程中，行政执法部门在事件调查、取证以及后续处置时要在保护隐私的同时尽可能保障公民的知情权，减少事件的不确定性，不要因处理方式模棱两可而草草收场。政务公开也要主动积极，建立政府官方网站，通过微博、报纸等多种平台扩展传播的广度，让网民方便地了解到事件的处理结果。对外发文要尽可能详细、准确，尽量少使用模棱两可的词汇使网民徒增猜测。猜疑多，信任少，就会威胁政府执法部门的威严和民众信任度。

政务公开除了要注重措辞和策略，还要提高效率，建立相应的危机防控机制，加强危机公关，完善事前预防、事中解决、事后反思的危机防控体系。政府提高行政的效率和水平，树立勤政爱民的良好健康的政府形象。面对舆情危机，快速建立相应的危机公关小组，与相应的执法部门对接，既要调查真相，更要传递真相，让真相走在谣言的前面。在危机来临之前，要有舆情预警机制，及时把舆情恶化的苗头扼杀在摇篮中，而不是任其一味随意传播。谣言一旦传播、恶化，即使事后采取多种补救措施，仍然无法恢复原状，关于谣言的记忆仍然留在

互联网的记录中，难以肃清。政府的公信力和权威一旦受到影响，也不是一朝一夕所能恢复的，这也意味着后期需要耗费巨大的人力物力资源来解决问题。所以政府要关注互联网时期的舆情机制，重视舆情危机公关，加强政务公开，提高行政执法能力。

2. 新闻争议需解决，政策规范要解读

2018 年 12 月 25 日，丁香医生发文《百亿保健帝国权健，和它阴影下的中国家庭》，引发关注。2019 年 1 月，天津市检方以涉嫌组织、领导传销活动将束某某批捕。2019 年 8 月 20 日，国家市场监督管理总局发布《保健食品标注警示用语指南》（以下简称《指南》），要求保健食品生产经营者在标签专门区域醒目标示"保健食品不是药物，不能代替药物治疗疾病"等内容。之后，《中国消费者报》记者采访国家市场监督管理总局相关负责人以及行业代表，对《指南》进行了深入解读。中国营养保健食品协会也于 2019 年 9 月 12 日在其官网上发布关于《指南》的解读。

权健轰然倒塌，以巨大的代价为中国的保健行业带来了《指南》，这一方面体现了政府部门对民众利益的重视，也体现了其快速应对的政务执行能力。但政策的颁布只是治理的开始，政策是否适合实际情况、能否被普通民众理解、认同、遵守，关系到政策的贯彻执行。相关部门需要对政策进行解读，让政策更易于被普通人理解、接受。大众对政策首先需要了解，然后才能接受、理解、认可。取得民众的理解之前，政府和多方团体需要各尽其能，让群众了解政策的初衷、缘由和实施结果，使得民众清楚、明晰自己在做什么、为什么要这样做，这才有利于政策的推行，而不只是让大众不解其意，糊涂执行。

（五）媒体：加大监管，推进媒体融合

1. 自媒体不是法外之地，切勿成为虚假新闻的温床

2019 年 12 月 15 日，《网络信息内容生态治理规定》（以下简称《规定》）经国家互联网信息办公室室务会议审议通过。《规定》第六条第十款规定："网络信息内容生产者不得制作、复制、发布含有下列内容的违法信息：侮辱或者诽谤他人，侵害他人名誉、隐私和其他合法权益的。"无论是弄虚作假还是添枝加叶、扭曲事实，都会严重威胁到他人的合法权益，造成侵权。中国政法大学法治政府研究院院长王敬波教授指出，"网络社会不是法外之地，应该受到法律的规范和制约。在网络上发表言论，是各种自媒体的主要表现形式，是公民的表达自由。但这种表达自由也要受制于现行法律规定的约束，不能随意践踏和逾越法律底线"[22]。自媒体作为大众传媒的一部分，传播信息，影响受众的行为，自然应该履行相关的行业规范，接受相关监管，不能恣意妄为，任其言论伤害他人的权益。吕艳滨认为，"加强自媒体账号监管还应加强平台的监管责任。自媒体都是开设在有关网络平台之上的，有关平台负有首要的监管职责，应当严格自媒体准入，规范自媒体信息发布规范，对于发现的违规发布不实、有违公序良俗信息的自媒体账号要及时发现、及时制止，否则应当承担连带责任"[23]。

2. 建立融合媒体，促进政务公开

美国马萨诸塞州理工大学教授浦尔在其著作《自由的技术》中提到，媒介融合是指各种媒介呈现多功能一体化的趋势。"媒体融合"是信息传输通道的多元化下的新作业模式，是把报纸、电视台、电台等传统媒体，与互联网、手机、手持智能终端等新兴媒体传播通道有效结合起来，资源共享，集中处理，衍生出不同形式的信息产品，然后通过不同的平台传播给受众[24]。

报纸电子版、门户网站、手机端 APP、微博、微信、知乎等平台都是互联网时代的信息媒介产品。医疗舆情事关民生问题，与民众息息相关，每个人都需要获得相应的信息。所以要建立融合媒体，让网民无论使用哪一种媒介，都可以获

[22]《严格监管自媒体账号将成常态 自媒体应有明确法律边界》，http://media.people.com.cn/n1/2018/1116/c40606-30403563.html，采集日期 2020 年 9 月 1 日。

[23]《严格监管自媒体账号将成常态 自媒体应有明确法律边界》，http://media.people.com.cn/n1/2018/1116/c40606-30403563.html，采集日期 2020 年 9 月 1 日。

[24] 陈明，《媒介融合背景下的新闻评论教学改革》，《东南传播》，2011（5）。

得相应的信息。这就需要专业的经营人员对相关媒体进行一体化的管理，让官方账号易于搜索，页面友好人性化，打通不同媒介的关注渠道，比如在微博端放置公众号二维码，对门户网站和手机端 APP 进行相应宣传等，让产品设计更简洁、更具吸引力、更人性化。这样才能更好地促进信息传播，传递相关政策，促进政务公开。

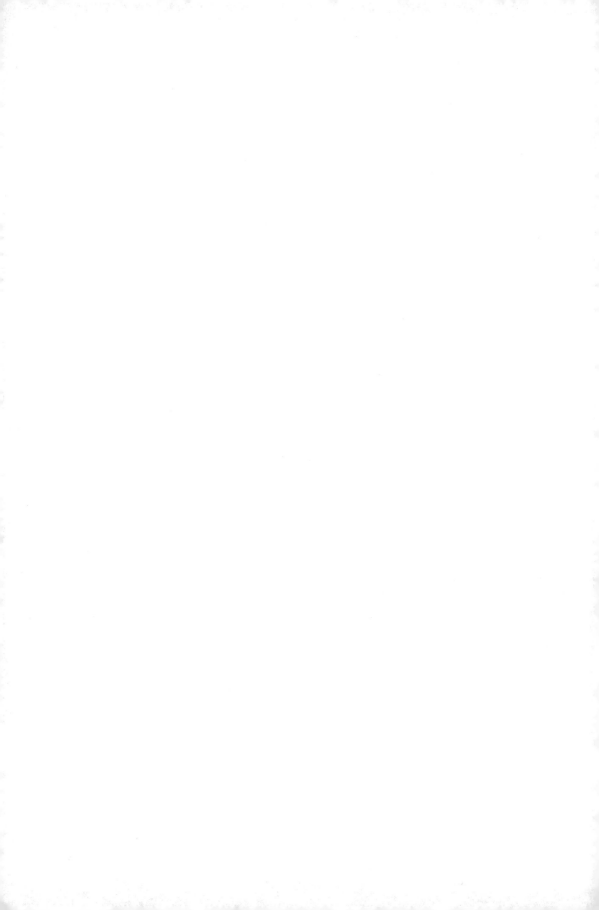

貳 輿情案例研究

医患纠纷中的"蓝警衣"

——"仁济医院插队事件"舆情研究

一、前言

近年来，医疗卫生领域纠纷频发，引发了社会各界的关注。医患纠纷已成为扰乱医疗秩序、严重影响社会治安的突出问题，公安机关作为维护社会秩序的执法部门，在处理医患矛盾中发挥着重要作用。然而在实际执法中，如若执法民警处置方法不当，则会致使矛盾双方分歧加剧，将医患矛盾转移为警民矛盾，甚至使得社会舆论对民警产生不满，造成不良影响。

2019年4月24日上午，女性患者陈某（52岁）及其男性家属韩某（60岁）抵达仁济医院挂号就诊，中午12时50分赵医生为其诊治。由于需要调取此前拍摄的CT片，双方约定患者15时30分再次前来就诊。15时20分许，韩某进入诊室寻找医生，被告知需等候。10分钟后，韩某再次要求医生为妻子陈某诊治，被告知需要继续等待。韩某坚持不肯离开，与赵医生发生言语争执。赵医生欲把韩某推出诊室，双方继而发生肢体冲突，韩某身受较严重创伤，冲突中陈某报警。民警到达后，依据《治安管理处罚法》有关规定，要求赵医生前往派出所配合调查。赵医生后来回忆说："我希望给我半小时到一小时的时间，让我把门诊正在等待的病人都看完后，我会配合警方的。可能警方程序是要求我马上走，不应该继续诊疗工作。"此时，三方对质造成现场其他医务人员、患者及家属围观。

为防止矛盾升级，民警先行将患者夫妇带至派出所调查，并提出由院方安排其他医生继续接诊，赵医生拒不接受。民警遂对赵医生口头传唤，再次遭到拒绝后，将其强制带离诊室。在被强制带至候诊大厅时，赵医生与民警发生肢体冲突，最后警方采取为其戴上手铐的方式，将其带到派出所。由于事发在人群密集的知名医院，现场碎片化的视频很快在互联网上传播，"患者""医生"和"警察"，"插队""纠纷"和"被拷走"等成为事件搜索的关键词，各类观点与议论四起，真伪难辨。该舆情事件凸显出社会各界对医疗秩序稳定的高度重视，引发了对在处置医患矛盾时怎么兼顾法与情、刚与柔的争论，由此唤起了舆论对执法主体以及其他相关主体在医疗秩序维护上应发挥的作用的思考。

本次舆情事件的核心争议点包括以下四个方面。一为患者陈某临时加号或"插队"的问题。对于患者夫妇在中午向赵医生申请临时加号的行为，这一做法的合理性在舆论场中备受争议，并被不少网民指摘为扰乱医疗秩序的"插队"行为。二为当事医生与患者的冲突问题。警方通报赵医生曾与患者发生肢体冲突，并造成患者身体多处创伤，而网络上出现了与此相反的声音，从而使得这一问题备受争议，其中包括警方通报中"经验伤，韩某右侧第 10 根肋骨骨折，右侧第 9 根、11 根肋骨疑似骨裂"[①] 的伤情是否属实，以及该结果是否为赵医生直接伤害所致两个争论点。三为涉事医生是否执意拒绝前往派出所接受调查（这是传唤强制措施实施的前提条件）。四为警方强制带离医生的方式是否合法、合理的问题。以上与事件细节相关的争论点体现出社会舆论对事件发展脉络的高度关注，以及对警方介入医患矛盾时执法方式合法性的深入讨论，这些都引发了不同职业身份群体的热议与评论。

---

① 中国新闻网，《医院专家拒绝接诊插队病人被警察带走？警方回应》，http://www.chinanews.com/sh/2019/04−26/8821518.shtml，采集日期 2019 年 7 月 1 日。

二、舆情发展概览

（一）舆情生命周期：急速攀升，波动回落

在"仁济医院插队事件"舆情发展方面，从搜索指数热度走势来看，舆情关注呈现出急剧上升，到达峰值后经历波动回落的特征（如图 2-1 所示）。在起步阶段，事件发生后第二天，即 2019 年 4 月 25 日，一则题为《拒绝插队引发矛盾，仁济医院专家竟被戴上手铐带走》的帖子及视频在网络上传播，引发网民的初步关注。随后，浦东警方、中国医生协会，以及娱乐圈知名人士相继在微博发表言论，使事件相关信息进一步传播，引起了更多媒体的报道与网民的热议评论。在舆情发酵过程中，4 月 26 日浦东警方微博账号"@ 警民直通车 – 浦东"发布通报，对网传消息进行更正，并对事件始末进行梳理。而在 4 月 27 日，微博用户"@ 中国医生协会"发文表示，"对医务人员慎用械具是'尊医重卫'的应有之意"，表明了支持医方人员的立场。同时，微博知名用户"@ 胡歌"和"@ 王思聪"发微博对事件表示关注，对现场目击人陈述进行转发，引发更多目击者出来还原真相，发出了与警方通报不同的声音。总体来看，在新闻媒体、网络大 V 与普通网民的传播推动下，"仁济医院插队事件"相关信息被迅速转载，从 26 日开

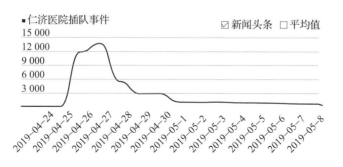

图 2-1　"仁济医院插队事件"舆情走势图 [2]

---

[2]　数据来源：百度指数，采集日期：2019 年 5 月 10 日。

始全网搜索量快速提高，引发网络进一步的热议，舆情在 27 日当天达到最高峰
（如图 2-1 中峰值点）。在舆情消退阶段，由于媒体对该事件的后续报道减少，普
通网民的关注度随之减少，舆论热度逐渐消减并保持较低水平。

（二）舆情媒体来源：微博占比超过五成

从媒体类型统计图可看出，微博成为社交媒体中活跃度最高的平台，在所有
媒体中占比达 50.89%，其话题"仁济医院插队事件"的讨论量达 27.6 万人，阅
读量达 7.4 亿人。同时，新闻网站与微信平台亦为"仁济医院插队事件"贡献了
一定的活跃度，占比分别达 16.10% 与 14.32%。新闻客户端和论坛的发文占比分
别为 11.44% 和 7.26%。具体数据如图 2-2 所示。

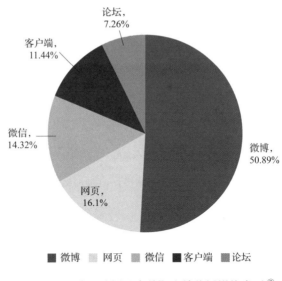

图 2-2 "仁济医院插队事件"舆情传播媒体类型③

（三）舆情地域分布：北京为首，东热西冷

对于"仁济医院插队事件"，北京成为讨论热度最高的地区，其发布信息达

---

③　数据来源：清博指数，采集日期：2019 年 5 月 10 日。

271 条；而事发地上海则位居其次，发布信息量为 69 条，与北京存在较大差距；排名第三和第四的为浙江和广东，发布信息量分别为 57 和 41 条。

　　总体上看，该事件的舆情热度在空间上的分布呈现"东热西冷"的态势。由于该舆情事件涉及医方、警方和患者三者的关系，而在东部沿海省份经济发达的大城市，医疗资源较为集中，医生群体较为壮大，因此普遍更为关注"医者权益"与"医患矛盾"相关状况。相较而言，除陕西、湖北、湖南与四川外，中西部省份对于该舆情事件的讨论则不多。

（四）舆情关键词：聚焦医患矛盾中的执法主体

　　在此次舆情事件相关关键词中，"医患""警方"以及与"尊医""法律"等相关的词汇被舆论提及最多（如图 2-3 所示）。其中，"医患"和"警方"出现频率高，反映了在警方介入的医患事件中，医生和患者各自的权益、警方责任的履行都受到关注，并得到不同立场的网民的支持。同时，"尊医""法律""权利"等相关的词汇也有不同的热度，凸显出此次舆情事件中，执法主体在处理医患矛盾时如何兼顾法与情、刚与柔的议题，如何合理有效地维护医疗秩序，成为社会各界的重要争论点。

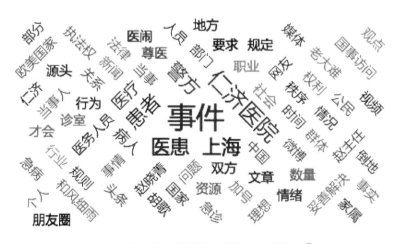

图 2-3　"仁济医院插队事件"舆情关键词 ④

---

④　数据来源：清博指数，采集日期：2019 年 5 月 10 日。

（五）涉事主体态度：患者力争追责，医生与警察互认欠妥

在"仁济医院插队事件"中，涉事主体主要为患者、医生与警方三者。由于警方与媒体对该事件中患者的观点缺少直接披露或访谈，根据警方公告和相关医护人员的采访，可整理出患者夫妇的态度，他们认为此次医患冲突中责任方应为医方。与此相对，聚焦于此事件中的医生和民警，双方均认为自身的行为有失偏颇，处理矛盾方式存在改进空间。

首先，涉事患者及其家属认为，患方应当得到医务人员的及时诊治，且警方对当事人进行传唤与调查时应平等对待。由于患者夫妇从东北远道而来，奔波求医，加之专家门诊一号难求，因时间、金钱与精力的不断耗费，其身体与精神疲惫不堪，由此他们认为在与医生约定的时间内，患者应当立即得到诊治。此外，在医患发生冲突，患者陈某报警，执法民警抵达后，患者陈某夫妇经民警劝服，跟随警车前往派出所；但韩某对民警表示，希望医生也应该马上去派出所。[⑤] 总体上看，患者就医心情迫切，认为医方有义务按照约定时间对其进行诊治，且认为医生为此次医患冲突的责任方。

其次，在涉事医生方面，赵医生的态度分对涉事患者以及对执法民警两个方面。一方面，对于涉事患者，赵医生的态度包含对患者病情的关注与对其干扰诊疗秩序的否定。赵医生表示，起初看到患者年迈且坐着轮椅，心存恻隐并答应为患者加号诊疗。而事件发生当日，在与患者家属的冲突中，赵医生认为患者丈夫韩某在其与护士的口头劝阻和严厉警告的情况下，依然坚持闯入诊室并躺倒在诊室地面上，这一行为严重干扰了正常的医疗秩序。而对于在这期间医患双方的相互推搡，他认为这是制止患者闹事，是自己及医务人员采取的正当行为，不应该视为民事冲突中的肢体冲突或者互殴。另一方面，对于执法民警，他表示自己在面对警方传唤时应对方式有失妥当。由于不了解警方的执法流程，且当时现场仍

---

⑤ 澎湃新闻，《对话"仁济医院纠纷"医生和警察，多点相互理解风波本可避免》，2019 年 4 月 27 日，https://m.thepaper.cn/newsDetail_forward_3354860?from=groupmessage&isappinstalled=0，采集日期：2019 年 5 月 10 日。

有很多患者以及待查房的病人在等候，赵医生向警方申请先完成看诊后再配合调查工作。同时，赵医生对"铐医"的始末进行说明，表示因为他当时关注点在待诊病人身上，未注意警方的执法压力；而在混乱拥挤的现场中为避免伤及病人，他采取径直从诊室走出大厅的做法，然而这一行为引起警员误解，致使警员试图对其进行控制，令警员在双方摔倒后对赵医生使用手铐。

再者，在涉事民警方面，民警认为其执法行为具备合法性，但当时各方之间的沟通不足，且未联系医院进行调解、用手铐带离医生的做法有失妥当。民警接到报案并进入诊室后，对赵医生和患者丈夫韩某双方进行伤情的核查。由于赵医生当场承认"推"过患者家属，并核实双方身体确有不同程度的伤痕，因此依据《治安管理处罚法》有关规定，警方在发生医患纠纷后需传唤当事人双方做调查，尽快查清前因后果，判断孰是孰非，符合工作程序，执法具有合法性。同时，由于韩某对民警表示希望医生也马上前往派出所，因此民警采取了先带离患者家属以维持现场秩序，并等候带离赵医生，以保障执法的公正性。但另一方面，当事民警亦表示，事前未把保障执法公正性的考虑与医生进行充分的沟通，以至于出现双方坚持己见、僵持不下的局面；同时，在对医生使用手铐带离的问题上，民警认为事先没有设法通过其他的渠道，尤其是寻求院方的帮助支持使医生的情绪平复，而是比较机械地按照法律条例采取了较为强硬的方式，未有效避免矛盾的升级。[6] 因此，警方认为在此次事件中，提升执法人员的素质、增强执法方式的灵活性等方面，有待进一步的反思与改进。

三、舆情主体分析

在"仁济医院插队事件"中，参与舆情讨论的主要为各类媒体与普通网民。在媒体方面，众多医生、警察或具有法律相关职业身份的自媒体人积极参与讨

---

[6] 澎湃新闻，《对话"仁济医院纠纷"医生和警察，多点相互理解风波本可避免》，2019年4月27日，https://m.thepaper.cn/newsDetail_forward_3354860?from=groupmessage&isappinstalled=0，采集日期：2019年5月10日。

论，为事件中相同职业身份的涉事主体发声，进一步引起了同行业人士的代入感与强烈共鸣，呈现出基于医警职业的明显态度区分。与此相对，普通网民的态度具有较为显著的一致性，大多数网民对执法主体"铐医"的事件处理方式表示不满，并对事件调查结果表示质疑。本研究以媒体和普通网民的舆情观点进行分析，并将其态度进行归纳与解析，从中可发现，各类媒体、普通网民与警方自媒体发表的观点并不相同。一方面，当事者浦东警方试图针对网络不实信息进行澄清，并对事件的调查结果进行通报，表明了自身执法方式的合法性；另一方面，网络大V与普通网民对警方通报提出质疑、对事件真相继续追问讨论，从自身的职业身份、经验或利益出发，表达了对维护医疗秩序公平公正的强烈意愿，对事件中警方采取以手铐带离医生的行为提出反对意见。

（一）传播媒体：舆情引导与身份表达

在参与"仁济医院插队事件"话题的各类媒体中，除新闻媒体外，当事警方、医方代表等纷纷发言，甚至娱乐明星、律师等亦积极参与其中。聚焦于本次舆情事件中活跃度最高的微博平台，本研究将带有粉丝关注性质的娱乐明星发布的微博剔除后，选取微博平台点赞、评论与转发数较高的热门微博，对其发布者、微博标题与关键词进行搜集与整理，得到的前 8 条热门微博如表 2-1 所示。

表 2-1 热门微博及其关键词[⑦]

微博用户	媒体类型	微博标题（点赞＋评论＋转发数）	关键词	日期
警民直通车－浦东	当事警方自媒体	警方通报：回应网友关注（7.6 万）	警方通报	2019 年 4 月 26 日
新浪视频	新闻媒体	拒绝患者插队引发矛盾仁济医院专家被警方戴上手铐带走（4556）	矛盾、铐医	2019 年 4 月 26 日

---

⑦　数据来源：新浪微博，采集日期：2019 年 5 月 10 日。

微博用户	媒体类型	微博标题（点赞＋评论＋转发数）	关键词	日期
猫扑	自媒体	网曝医生因患者插队殴打对方被警方强制传唤 警方通报：与事实不符（4657）	警方通报	2019年4月26日
中国医师协会	医方代表自媒体	中国医师协会就上海仁济医院4.24冲突的声明（3745）	尊医重卫	2019年4月27日
上海滩小律师	律师行业自媒体	"仁济医院赵医生事件"刑事律师团队愿意为赵医生提供辩护（2951）	律师支持医生	2019年4月27日
中国新闻网	新闻媒体	上海仁济医院冲突：当事人还原医生被拷走（1762）	当事人还原	2019年4月28日
中国经济网	新闻媒体	"仁济医院赵医生事件"持续发酵 医护人员：赵医生"医术、口碑都很好"（945）	同行评价	2019年4月28日
今日头条	新闻媒体	一位警察对仁济医院事件的几点看法（906）	警察评论	2019年4月29日

1. 新闻媒体：议程设置下的舆情引导

如上表4-1所示，在警方发出通报后，新闻媒体纷纷发布相关报道，同时其标题突出了"插队""铐医""冲突""矛盾"等关键词，以吸引受众的注意力，引发网民的评论与热议。美国传播学家 M.E. 麦库姆斯和唐纳德·肖提出的议程设置理论认为，大众传媒对事物和意见的强调程度与受众的重视程度成正比，受众会因媒介提供的议题而改变对事物重要性的认识，对媒介认为重要的事件首先采取行动⑧。在"仁济医院插队事件"发生后，新闻媒体通过报道标题及其内容，将事件中的"患者未排队挂号，进而引发医患矛盾""警方用手铐将医生带离"两个细节进行放大，并辅以视频和图片资料在网上广泛传播，一方面突出描述了患者"插队"这一扰乱医疗秩序的行为，另一方面放大了警方处理医患矛盾时较为粗暴的方式，从而唤起了大众对医护人员从业环境的关注，并从整体上将大众的关注点聚焦于医疗秩序的破坏。

此外，在此次舆情事件中，互联网媒体的议程影响了公众议程，进而影响了相关政策议程。议程设置理论认为，议程设置功能包括三个方面：首先，媒体议程阶段必须确定媒体中被关注的问题的重要性；其次，媒体议程造成的对公众观念的影响或者在媒体与公众之间的关系上产生影响从而形成公众议程；最后，公众议程对政府行为和政策制定产生的影响或公众与政府之间关系上产生的影响就形成了政策议程⑨。由于在事发第三日，浦东民警微博"@警民直通车－浦东"对舆论关心的事件脉络进行了回应，并披露患者家属冲突后的伤情，具体为患者家属韩某"一根肋骨骨折、两根肋骨疑似骨裂"，以此表明警察在要求赵医生前往派出所配合调查遭拒绝的情况下，将其强制带离的处理方式符合相关法律规定。警方自媒体发布通报后，众多网友纷纷于该微博下留言，对警方的调查结果与执法方式表示质疑。在 4 月 27 日，澎湃新闻发布文章《对话"仁济医院纠纷"医生和警察》称，当事警方认为应改善自身执法方式，不断探究更为精细化、人性化的处理方法，提高执法质量和水平，提升执法公信力⑩。同时，在 4 月 30 日，上海各大三甲医院门诊宣布停止任何加号，就诊人员须凭现场挂号及预约挂号就诊。由此看来，媒体议程通过影响公众议程，监督和推进了执法人员对执法方式的改善，亦促使医院挂号程序发生调整与变革。

---

⑧ 张俊芳：《"议程设置"：内涵、衍变与反思》，《新闻与传播研究》，2015 年第 10 期。

⑨ 邓喆，孟庆国：《自媒体的议程设置：公共政策形成的新路径》，《公共管理学报》，2016 年第 2 期。

⑩ 澎湃新闻，《对话"仁济医院纠纷"医生和警察，多点相互理解风波本可避免》，2019 年 4 月 27 日，https://m.thepaper.cn/newsDetail_forward_3354860?from=groupmessage&isappinstalled=0，采集日期：2019 年 5 月 10 日。

2. 其他自媒体：职业身份的舆论交锋

现代社会中个体参与社会议题讨论时，舆论场中出现越来越多基于身份立场的观点表达，医疗舆情领域亦不例外。在此次舆情事件中，除活跃度较高的新闻媒体起到舆论引导的作用外，不同微博用户基于其个人的职业身份在讨论中表达自身观点，不同立场的观点相互交锋、争论激烈，促使该事件舆论态度分层明显。此外，在不同观点分歧之外，医警自媒体的讨论亦在一定程度上促进了两大职业群体的相互理解。

在警务人员自媒体方面，当事警方发布通报后，一部分身为警察的自媒体人亦发表文章与评论，从执法人员工作性质的角度，为当事警方带离医生行为的合法性进行解释。在医生自媒体、法律行业自媒体方面，由于赵医生在业内具有较高知名度，其被拷走的消息迅速在医疗工作者的社交圈广泛传播，并得到激烈的讨论与反馈。如自媒体文章《今天带走了赵医生，明天谁来拿手术刀？》阅读量超过 10 万，引发众多医护工作者的共鸣；众多身为医护人员的自媒体人、网民，通过社交媒体对赵医生进行声援，表达出希望警方充分考虑医患矛盾中执法对象、执法环境等多重因素，尊医重卫、提高执法方式的柔韧性，如《上海仁济医院赵医生事件：医生被带走了，谁来救我们的命？》一文梳理了近年"医闹"事件和中国医生的正面事件，为医生发声。[11] 面对舆论质疑，不少警务人员借助社交媒体表达内情与苦衷，认为法律面前人人平等，警察执法不过多考虑身份对象，但也面对着群众配合方面的诸多困难。从总体上看，以该事件为契机，医生与警察两大职业群体在社交平台上"互诉衷肠"，在激烈的讨论中间接对警方规章程序、医方责任原则等有了更多的认知与理解，从而探讨当医方与警方职责发生冲突时，在坚持法治的前提下，双方处理医患矛盾的方式存在改进的空间。

---

[11] 搜狐网，《上海仁济医院赵晓菁事件：医生被带走了，谁来救我们的命？》，2019 年 5 月 1 日，https://www.sohu.com/a/311339418_149891，采集日期：2019 年 7 月 1 日。

（二）普通网民：质疑警患两方，为维护医疗秩序发声

相比于往年网民为医患矛盾中的患者发声的情况，近年来这一倾向日益发生反转，网络舆论逐渐形成了反对医闹、支持医生的"一边倒"的态势。在此次"仁济医院插队事件"的网络评论中，由于新闻媒体发布的文章中出现了"插队""铐医"等大量指向性较为明显的关键词，在媒体议程的引导下，大多数网民更偏向于支持该事件中处境更为弱势的医生群体，并对此事件中警方的处理方式和调查结果表示不满。本研究通过对普通网民在热门微博中的评论进行抽样分析，进而归纳总结其观点态度，从中分析其观点态度背后的社会心理。

本研究通过清博指数平台采集系统，查找到关于"仁济医院插队事件"的最热微博，由于该话题的时效性，部分微博评论无法全面反映网民意见，因此综合考虑抽样研究中信度、效度及可操作性等因素，本研究选取当事警方自媒体"@警民直通车–浦东"发布的题为"回应网友关注"的警方通报，将其 4.5 万条微博评论作为普通网民态度的抽样总体[12]，通过系统抽样的方法抽取 300 条网民评论，进而通过对该 300 条评论的具体内容进行归类与分析。

由于浦东警方与中国医生协会对该事件的态度在其公告中已有体现，且与各自的职业立场一致，因此本研究的实证部分主要分析该医患事件的网民评论，并按照评论反映出来的态度将其划分为"积极""中立"和"消极"三种；但通过对评论的观察，在这三种态度之下评论的具体内容仍有待细分为不同的指向类别，背后隐含的原因亦不尽相同，因此本研究进一步对该微博下的评论进行了整理和归类。

通过对普通网民微博评论态度的分析可以看出，普通网民对"仁济医院插队事件"警方处理方式的态度中，消极态度占比最高，达到78%；其次是中立态度，占比为20%；而积极态度占比则微乎其微，仅占2%。具体数据见图2–4。

---

[12]　新浪微博，"@警民直通车–浦东"，采集日期：2019 年 5 月 10 日，https://weibo.com/2556038417/HrqPreKnc?filter=hot&root_comment_id=0&type=comment#_rnd1567420589608

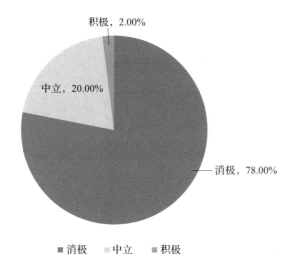

图 2-4 普通网民微博评论态度

由此可见，对于"仁济医院插队事件"，网民评论态度以消极为主，且态度立场的一致性较为显著。如表 2-2 所示，聚焦于该舆情事件的消极评论，其中有 58.97% 的网民对警察执法和事后对舆论的处理方式表示质疑；有 15.38% 的评论就患者的做法进行讨论，认为其行为有失规范；同时有 25.64% 的网民对涉事医生表示支持与同情。

表 2-2 网民对"仁济医院插队事件"评论内容分类表

态度	评论类别	具体内容
消极 78%	1. 谴责处理方式 58.97%	①对警察的执法进行谴责，认为有失妥当
		②认为一味删帖的措施，不利于现实问题的解决
	2. 指责患者 15.38%	①认为患者的做法属于插队或医闹行为 ②对排队看病的患者整体公平性表示质疑
	3. 同情医生 25.64%	①对涉事医生表示支持，对面临恶劣环境的医生群体表示同情 ②希望相关部门能为医生的权利提供保障
中立 20%	制度环境	希望能够加强监管，形成医院与警方的良好合作，减少医闹事件的发生
积极 2%		对涉事的赵医生表示声援与支持

总体而言，普通网民的观点主要分为以下几个方面：一为对警察的执法进行批判，认为其处理方式有失妥当，同时希望政府切实解决医患问题；二为指责患者插队，认为患者扰乱医疗秩序的做法属于医闹行为；三为支持和同情当事医生及医生群体，希望相关部门加强对医生权益的保护。在对患者行为的指责方面，有网民评论道："魔幻世界，现在医疗资源是按闹分配了么……"，"报警的人（即）病人太可恨了"；再者，在支持或同情医生群体方面，某医学生网民评论道："想到我的胸外老师跟我说，如果你不是很扛打的，无论男女我都不要。如果你不够坚韧，那就不要来胸外。医生是一个职业，为患者服务是应当，但却不是服务业，不能像人民币一样让所有人满意。如果患者打你，你就跑吧，但是你绝对不能主动攻击，若不是为了养家糊口谁还会坚持。想想感觉有点难受……"

观点的背后反映的是特定时代背景下的社会心态。在此次舆情事件中，普通网民对警方和患者进行批评、支持医方的讨论中，亦紧紧围绕"医疗秩序"议题展开。由于医疗资源有限、地域分布不均，"看病难"成为常态性的社会问题。在此背景下，近年来多起医闹事件的发生，使民众更加希望能保持公平公正的医疗秩序；对于扰乱医疗秩序的行为，群众表现出极为痛恨的态度。与此同时，医患矛盾引起的伤医事件使得医护人员的从业环境更为复杂。由此，民众从指责医患冲突中的医院与医生，逐渐向批判滋事患者"无理取闹"，公安等相关部门对医护人员保护不足、监管不力转变。这一态度对作为执法主体的警务人员的综合素质提出了更高的要求。

从总体上看，网民对警、医、患三者的态度，亦建立在对医疗秩序公正的强烈诉求的基础上，表现为对秩序维护者的支持、对秩序破坏者的反对。在期望良好的医疗秩序、维护患者整体利益的情况下，网民从等待就诊的病人立场出发，希望警方公正执法、合理归责。此次舆情事件中，作为此次事件中医疗秩序的维护者，当事医生试图阻止患者扰乱就诊秩序、坚持完成待诊病人的诊治工作的行为，符合普通民众的价值标准与心理期望。与此相对，当事警方为依法办案使用较为粗暴的方法把医生带离现场，医生变为了相对弱势的一方，且事后发布的通报突出了当事患者伤情较为严重的事实，向网民传达出其对医疗秩序破坏者的"偏向性"、对"弱者"的权利"剥夺感"，激起了民众对其执法方式与调查结果的质疑，不少网民认为警方有意偏袒患者、夸大其词。

因此，警方处理案件、维护社会秩序的做法在一定程度上使矛盾进一步升级，其执法行为未令群众信服，而事后警方对案件调查结果的公示，亦未解决网民对案件的疑问；对于网民而言，警方的执法方式有待进一步改进。

四、反思与建议

近年来，医疗秩序成为医疗卫生舆情的核心议题之一。由于医疗秩序的维持需要相关政府部门的监管与协助，当发生医患矛盾需警方介入时，警方如若处置不当，则会致使冲突升级，导致矛盾双方甚至社会舆论产生不满。在"仁济医院插队事件"中，警方采取对医生戴上手铐带离的方式，激起了社会舆论的热议，引发了网民对此次事件中警方执法方式的争论与反思。

一是反思"蓝警衣"执法能力。互联网时代，每起医患纠纷事件都可能呈现"蝴蝶效应"，对"蓝警衣"执法能力提出了更高的要求。医患纠纷事件的处理已经不仅仅是满足程序和法条正确的问题，舆论、习俗、文化传统，当事人个体心理差异性、对问题理解的差异性，都需要在执法过程中得到更深刻的判断，从而采取更有针对性的沟通和处理方式。正如上海市公安局浦东分局塘桥派出所所长黄波在接受采访时所说："尽管民警在出警的整个过程中都是符合工作程序的，但是合法不够合情，'怎么兼顾法与情、刚与柔，把握好工作的时、效、度，是值得我们思考和需要进一步改进的'。"[13]

二是反思医患舆论事件应对能力。该舆论事件中，媒体通过议程设置引导舆论风向，在报道中频频出现的"插队""铐医"等关键词，进一步激起了大众对

---

[13] 舜网－济南时报，《还原"仁济医院医生拒接诊插队病人被警方铐走"事件》，2019 年 4 月 28 日，https://news.e23.cn/wanxiang/2019-04-28/2019042800058.html，采集日期 2019 年 7 月 1 日。

警方合理执法、妥善归责的诉求，对当事警方产生了较大的舆论压力。反思公开透明是否到位，是否有能力第一时间将事件实际情况作出情况通报，通过现场执法视频、现场当事人采访等形式迅速让公众知情；反思处理速度是否够快，是否有足够能力进行有效判定，并作出合法裁定；反思回应舆论关切是否及时有效，能否抓住主要矛盾焦点，是否有效回应群众的切身利益相关事项。

三是反思"警医患"综合协调配合能力。警方作为协调解决医患双方的主导部门，既要公平公正，更要加强警医的协调，通过院方协调管理促进对医务人员的执法和管理，坚决避免医患矛盾变成警医矛盾。反思医院在医生教育管理方面的漏洞，同时医生应加强对医患冲突相关执法流程的学习了解，从而更妥善地处理医患关系，避免本事件中的"好心办坏事"。患者及家属更应该反思自己的行为，通过有效渠道维护自身的利益，更多地运用法律武器维护自身合法权益，避免由于自身原因造成不必要的冲突，甚至是违法犯罪。

当前，要重点做好以下 4 方面工作，以提升"蓝警衣"在医患纠纷中的能力建设，切实维护医疗秩序。

（一）优化执法方式：加强各方沟通，柔性执法

由于恶性医患事件的高频发生，警方对医患冲突较为敏感，力争避免产生较为严重的社会后果；然而由于医护人员的特殊性、医院环境的社会开放性，面对由较多病人与医护人员构成的复杂执法环境，警方更应注重变通、加强沟通，把握好"刚柔"分寸，避免产生不良舆论后果。因此，警方首先应提升对医患冲突事件的敏锐度，对不同严重程度的医患纠纷进行事先分类，因地、因时制宜地处理案件。其次，在执法有据的情况下，当调查传唤受阻时，警方不应一味地传达执法指令，应积极与医患双方沟通，了解涉事人员情况与诉求，掌握双方情绪，运用更加精细化、人性化的手段推进案件的处理。此外，相比于医生与病患的弱者身份，警察是舆论眼中的"强者"，也更容易陷入被质疑的境地；由此，执法主体应综合考虑医生与患者的身份特殊性，在处理程度较轻的案件时，尽量避免

使用暴力手段，避免升级医患甚至医患警三方冲突，避免进一步产生不良的社会影响，切实提高执法质量和执法水平。

（二）建立合作机制：积极联系医院，寻求各方协助

在医患事件发生时，医方代表着自身甚至院方的声誉，医患事件在舆论中的传播，将对事发医院产生不良的社会影响。基于利害关系，警方在处理医院纠纷时，当遇到医生拒不配合警方调查的情况，应适时寻求医院管理层的协助，联合医方做好医生的思想沟通工作，而非机械地按照法律条款采取较为强硬的方式，以避免矛盾的升级⑭；做好现场的秩序管理工作，疏导围观群众以保障良好的执法环境，推动案件调查的有序进行，减少执法现场混乱导致的不良状况，对网络不实报道出现的可能性进行事先规避。

（三）审慎回应舆论：以"巧应对"替代"急应对"

在对医患事件进行处理与调查期间，当事警方更承担着回应舆论监督的任务。面对社会舆论，警方及相关部门应避免"过急回应""过频回应"，而应更客观地披露事件相关信息，详细说明事件的起因、过程与结果，明晰事件的责任方，对公众疑问进行有效回应；另一方面，警方在发布通报时应注意审慎遣词、规范用语，如在此次事件的通报中所出现的"网上热传"等不规范用语，应加以规避。

（四）加强舆情引导：促进职业与身份群体间的相互理解

在当今社会中，警察和医生两个职业群体颇受关注，其一举一动都影响着在公众心中的印象与态度。在"仁济医院插队事件"后半部分，大众的关注点集中在医生和警察身上。两者中，一方护佑人民的健康和生命，另一方维护社会秩序

---

⑭ 舜网－济南时报，《还原"仁济医院医生拒接诊插队病人被警方铐走"事件》，2019 年 4 月 28 日，https://news.e23.cn/wanxiang/2019-04-28/2019042800058.html，采集日期 2019 年 7 月 1 日。

和法律尊严 [15]，双方行为实则均无职业操守与原则上的孰对孰错，但事件的结果却对执法主体造成较为不良的舆论影响。

因此，警察及政府相关部门应表明自身的处置态度，同时通过官方自媒体、新闻媒体等积极跟进舆情，做好疏导工作，呼吁媒体与网民应在舆情观察中拒绝片面、换位思考。一方面，面对广大医生的质疑，警方应基于客观事实，对事件中的执法行为进行解析与反思，增进医警间的沟通与理解，促进医生群体危机感的疏解，为日后医警双方在医患事件中的配合打好基础。另一方面，面对普通网民，警方应呼吁理性思考、综合判断。在医患矛盾和纠纷发生后，公众在接受来自各方的信息时，不妨"让子弹先飞一会儿"，等事件真相得到更详细的披露后，再进行综合考虑与评价定义。对于涉及医患关系的舆情事件，每一位发声者既不应对警察或医生进行污名化，也不应对患者进行妖魔化，而应选择一种换位思考的方式，规避是非分析的二分法，不同职业的身份群体换位思考、增强互相理解，亦是当下处理医患关系的关键与应有之义。

---

[15]　新民晚报，《独家述评 | 换位思考　海阔天空》，2019 年 4 月 28 日，https://xmwb.xinmin.cn/html/2019-04/28/content_3_1.htm，采集日期 2019 年 7 月 1 日。

舆论场如何自净

——"疟疾治癌"舆情事件分析

一、前言

2019 年春节期间一则关于"使用疟原虫感染免疫疗法可以治疗晚期癌症"的文章在网上热传，一瞬间"癌症被中国科学家攻克"等媒体报道引来舆论的热烈讨论。有人拍手称赞，称这是广大癌症患者的希望与福音；也有不少网友持怀疑态度，认为是网络谣言放大传播的结果[①]。"晚期癌症被治愈"这类媒体报道的确很容易吸引人的眼球，尤其是会触及那些寄希望于任何一线生机的病患家属们的神经。

然而与大众的欢呼相比，科学界对这一新闻的态度相当冷静。"疟疾"与"治癌"这两件看似风马牛不相及的事居然相互关联，由此引出的传统"以毒攻毒"的观念更是令人震惊。科学界专家们的共识是，在没有更充分科学论证的前提下使用"治愈"一词容易误导大众。参与该研究的钟南山院士随即在公开访谈中也持谨慎态度。他指出，目前该项实验进行了近四年，且对象仅限于其他治疗方法均无效果的终末期癌症患者[②]。

---

① 新京报，《疟原虫治癌症？别让盲目夸大毁了科研成果》，2019 年 2 月 14 日，http://www.bjnews.com.cn/opinion/2019/02/14/546815.html，采集日期 2019 年 7 月 1 日。

② 文汇报，《感染疟疾可治晚期癌症，科学的胜利还是盲目乐观？》，2019 年 2 月 11 日，http://www.whb.cn/zhuzhan/yiliao/20190211/241694.html，采集日期 2019 年 7 月 1 日。

对于患者而言，不能盲目听信某些自媒体为夺眼球的"标题党"文章，对待科学研究要持有理性态度，在尚未有准确的统计数据和临床样本数据验证的情况下不能一味盲目追捧，当然也不能全盘否定。公众只有提升自身的科学素养和科学常识才不会在自媒体时代被鱼龙混杂的信息误导而迷失方向。

本文试图从舆情自净的角度出发，通过分析"疟疾治癌"事件下科学界、媒体和公众的舆论态度变化来探析这一事件的传播机制。通过分析媒体和科学家在对科学研究报道和评议中出现的差异所逐步引发的舆论态度的变化，尝试去推论网络大 V 客观中立的表达在互联网生态中所形成的舆论自净效应，从而促使科学界、媒体和公众以更加理性、客观、中立的态度去看待科学研究。对于科学研究，媒体需要恪守公正客观的原则去报道，而不是一味制造舆论去吸引眼球。

二、舆情概览

（一）舆情概述及生命周期：急速攀升，波动回落

"疟疾治癌"舆情事件的发展呈现出急剧上升后经历一段波动发展再次回落的趋势。根据鹰眼搜索指数，"疟疾治癌"事件的主要爆发点是 2019 年 1 月 29 日、2019 年 2 月 4 日和 2019 年 2 月 9 日。可以发现，网友对"疟疾治癌"这一事件的关注持续时间较长，随着相关信息的传播，舆情热度呈现出一波三折的特点。同时我们也可以看出，网络相关舆论较多地以转发和评论形式体现出来，这也反映了网络大 V 对网络舆情的传播有着至关重要的作用，因而网络舆论场的自净能力的加强对网络舆情的常态传播至关重要。

（二）事件发展历程

2019 年 1 月 28 日，中科院 SELF 格致论道讲坛官方微博发布的文章《这也许就是我们要找的癌症疫苗！》中配有中科院陈小平研究员的《疟原虫成为抗癌生力军》的演讲视频，随即"使用疟原虫感染免疫疗法可以治疗晚期癌症"的

新闻引爆千万中国人的朋友圈 ③，在 2019 年 1 月 29 日舆论达到顶峰。截至 2 月 13 日，该视频已有 579 万次播放。

2019 年 2 月 2 日，新华网客户端发布了对陈小平的采访视频，其中有关于该科研项目第二期志愿者招募的内容，扩大了癌症类型范围的信息，引发了不少患者和家属的关注。舆论随即在 2019 年 2 月 3 日再一次达到小高潮，一篇题为"大年三十好消息！中国科学家用疟疾治愈病危晚期癌症！"的自媒体文章发布，夸张的语言表述引发众多患者关注，目前该文章已经被删除，但在不少网站上仍有转载。

2019 年 2 月 7 日，钟南山院士回应《新京报》的采访称，疟原虫治疗癌症部分有效，但下结论还太早。此次采访再次引发科学界、媒体及公众的关注与讨论。

2019 年 2 月 9 日，央视《新闻 30 分》栏目报道了"疟原虫疗法治疗癌症"的研究进展，央视的报道让更多人关注疟原虫疗法，自媒体借央视背书再次引发一波舆论小高潮。同时，浙江大学生命科学研究院王立铭教授独家撰文《疟疾治癌症，请不要盲目乐观》，对陈小平研究的理论基础、临床数据、应用伦理等进行质疑，并获得广泛转载。

2019 年 2 月 12 日，微信公众号"医学界"发布原创文章《疟疾治癌？20 多年前还被用来治过艾滋》指出疟疾治癌研究的风险性。2019 年 2 月 13 日，微信公众号"丁香医生"发布原创文章《疟原虫治愈癌症？科学研究成果，不该沦为博眼球的工具》，指出疟疾治癌这项科学研究目前尚处于早期，试验与观察的样本都不足以说明结论的科学性，部分媒体大肆宣传疟原虫可以抗癌对公众而言具有严重误导影响，极其不负责任。

2 月 18 日，微信公众号"医学界"发表原创文章《"疟原虫治癌"临床项目被叫停？三家试验医院表态》，文中指出 2 月 14 日"疟原虫免疫疗法临床研究项目组"官方公告，临床研究志愿者招募名额已满，而作为临床试验点的医院声

---

③ 新京报，《疟原虫治癌症？别让盲目夸大毁了了科研成果》，2019 年 2 月 14 日，http://www.bjnews.com. cn/opinion/2019/02/14/546815.html，采集日期 2019 年 7 月 1 日。

称，2月15日接到了中科院暂停该项目的通知。

2月18日，微博账号"新京报我们视频"发布视频，内容为当事人中科院广州生物研究院陈小平回应相关媒体称疟原虫项目叫停系谣言。

2月20日，微信公众号"科学猫头鹰"发表原创文章《李长青：应立即叫停疟原虫抗癌治疗临床试验》，文中指出疟原虫抗癌试验从一开始就不应该实行，当前应立即叫停，并由试验方上级部门向公众作出说明，以免给患者造成误导和伤害。

2月23日，新浪财经发表文章《疟疾治癌：被夸大的"救命稻草"》，除了指出"疟疾致癌"的风险和医学伦理问题之外，还披露了陈小平为多家公司高管，指出外界猜测此次疟原虫治疗事件也许是通过炒作为××股份抬升股价。整个事件发展趋势如图2-5所示。

发展趋势

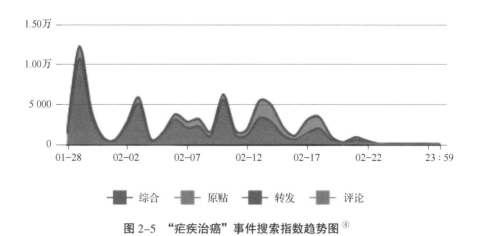

图2-5 "疟疾治癌"事件搜索指数趋势图④

（三）舆情事件的微博情感分析

本研究对舆情事件情感特征的分析是基于上海开放大学信息安全与社会管理

---

④ 数据来源：上海开放大学信息安全与社会管理创新实验室数据采集系统。采集日期：2019年4月25日。

创新实验室数据采集系统所采集到的数据进行的，数据样本来源为微博平台。本研究在进行数据采集时所选定的为 2019 年 1 月 28 日至 2019 年 2 月 28 日间的微博。"疟疾治癌"事件在此期间的微博情感特征见图 2-6，可以看出，网友对待"疟疾治癌"事件表现出强烈的负面情绪，占比高达 73.60%；而正面和中立的情绪占比相似，分别为 14.60% 和 11.80%。

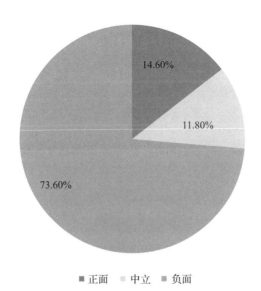

■ 正面　■ 中立　■ 负面

图 2-6　"疟疾治癌"事件微博情感特征图 [5]

（四）舆情事件的热门主题词

事件的热门主题词主要表明舆论所关注的主要内容及问题。本研究对此次事件热门主题词的收集主要借助于鹰眼系统，图中的关键词越靠近中间位置，字号越大，表示与研究检索的关键词相关性越强。具体情况见下图 2-7，可以看出，对"疟疾治癌"事件，网友的主要搜索词和关心的问题在于"癌细胞""细胞""学家""癌症"等方面。

---

⑤　数据来源：上海开放大学信息安全与社会管理创新实验室数据采集系统。采集日期：2019 年 4 月 25 日。

微博热词

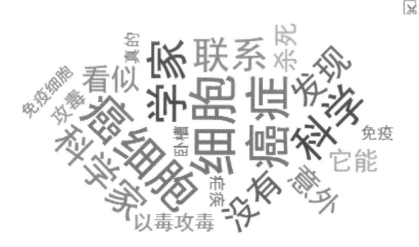

图 2-7 "疟疾治癌"事件热门主题词分布图⑥

三、舆情分析

（一）媒体观点概览

通过对"疟疾治癌"事件进行媒体态度的舆情监测，如图 2-8"疟疾治癌"报道博文类型我们可以发现，在相关报道中，转帖所占的比例最高，达到 74.80%，而原帖发布所占的比例最低，仅为 5.30%，而评论占比为 19.90%，因此可以推测媒体在进行报道时在一定程度上并没有相应的实证调查分析，而只是一味从众进行报道以追求热度与流量。此外在对"疟疾治癌"事件进行检测的时候可以看到，如图 2-8"疟疾治癌"报道博主类型所示，91.70% 的媒体博主都是未经过认证的，这也在一定程度上反映出网络媒体时代下，言论发表和传播的成本越来越低，但是言论传播背后的科学性却越来越少人深究。本文试图对活跃度较高的传统媒体和自媒体这两类媒体进行观点归纳，以探究两类媒体在进行相

---

⑥ 数据来源：上海开放大学信息安全与社会管理创新实验室数据采集系统。采集日期：2019 年 4 月 25 日。

关报道时的侧重点是否有不同。《科技日报》《新京报》和澎湃新闻等国内主流媒体对此事进行了相关报道。除了传统主流媒体对"疟疾治癌"事件进行较为详尽的描述外，多个门户网站也就这一热点积极评论，表达自己的观点，引起网民的热烈讨论；包括"丁香医生""医学界"与"虎嗅网"等自媒体也就"疟疾治癌"事件进行了积极报道。当然我们在进行舆情监测的时候也可以看到，专业人员在此次事件中的意见表达也起到了至关重要的作用，对于舆论的正确引导起到重要作用。

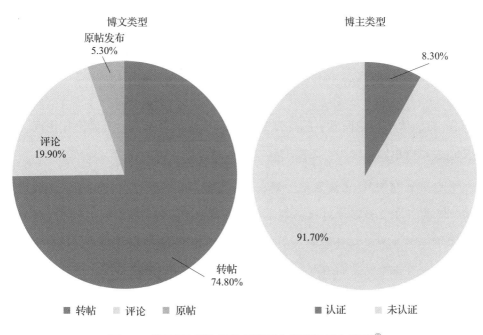

图 2-8 "疟疾治癌"事件报道博文类型和博主类型 [⑦]

1. 传统主流媒体：中国科学家讲解疟原虫能消灭癌细胞的视频惊爆网络，但对科学结论还要继续保持严谨的态度，得出结论尚且太早。

@科技日报 《用疟原虫治癌，做了多少医学伦理考量》认为，"疟原虫治疗癌症"目前来看不是一种安全的疗法，会对患者造成重大伤害。从科学的角度

---

⑦ 数据来源：上海开放大学信息安全与社会管理创新实验室数据采集系统。采集日期：2019 年 4 月 25 日。

分析让疟原虫成为一个能够真正治愈癌症的"神药"还有很长的路要走。科学家在对科学技术成果怀揣憧憬的同时，对生命科学事业也应保持敬畏，别让盲目自信成为科学发展道路上的绊脚石。[8]

@新京报 《疟原虫治癌症？别让盲目夸大毁了科研成果》指出，用寄生虫来治疗肿瘤本来就有一定的科研基础和发展前景。而让它成为一个能够真正治愈癌症的"神药"，科学家还有很长的路要走。[9]作为普通大众的一员，我们随时关注了解科研成果的发展是可取的，但歪曲事实，传播谣言断断不可取。[10]

@澎湃新闻 《"疟原虫感染治愈晚期癌症"刷屏：疟原虫或非主角，前景难说》[11]就相关事件进行实地探访后，对相关试验疑点进行梳理，并且对疟原虫和癌症之间的关系进行客观论述，并就"以毒攻毒"背后的安全性和疗效进行阐述。

2. 自媒体与门户网站：临床试验的探索应当更加慎重，遵循医疗伦理，而不应该过早借由媒体曝光。真实的科学进步才是患者所需要的。

烧伤超人阿宝 《疟疾抗癌，到底靠不靠谱？》一文主要阐述了浙江大学生命科学研究院王立铭教授对这一事件的看法和分析，文中指出科学家应该深入挖掘现象背后的机理，搞清楚疟原虫究竟激活了人体的什么免疫细胞、如何激活、哪部分激活是有意义的而哪部分激活是非特异性的而需要避免的，最终引导我们开发出有效、安全的新药。[12]

---

[8] 中国青年网，《科技日报：用疟原虫治癌，做了多少医学伦理考量》，2019年2月22日，采集日期：2019年4月14日，http://news.youth.cn/sh/201902/t20190222_11876724.htm

[9] 新京报，《疟原虫治愈癌症？别让盲目夸大毁了科研成果》，2019年2月13日，采集日期：2019年4月14日，http://www.bjnews.com.cn/opinion/2019/02/13/546772.html

[10] 新京报，《疟原虫治愈癌症？别让盲目夸大毁了科研成果》，2019年2月13日，采集日期：2019年4月14日，http://www.bjnews.com.cn/opinion/2019/02/13/546772.html

[11] 澎湃新闻，《"疟原虫感染治愈晚期癌症"刷屏：疟原虫或非主角，前景难说》，2019年2月12日，采集日期：2019年4月14日，https://www.thepaper.cn/newsDetail_forward_2976250

[12] 微信公众号，"烧伤超人阿宝"，《疟疾抗癌，到底靠不靠谱？》，转载自微信公众号《赛先生》，2019年2月9日，采集日期：2019年4月14日，https://mp.weixin.qq.com/s/lZQbG6GSNgif4oLc3c3A9g

菠萝因子《用疟原虫治愈晚期癌症，靠谱么？》指出这还是早期研究，目前参与人数还太少，也没有正式的临床研究论文，疗效和副作用都属于未知。在临床数据发表之前自媒体向大众宣传"疟原虫是抗癌神器"是不合适的，用"治愈"这个词更是严重误导。[13]

@新浪网《疟疾治癌：被夸大的"救命稻草"》认为，疟原虫疗法仍在实验过程中，尚未达到被批准有条件用药的阶段。现在看起来有一些苗头，但下结论太早。由于研究的不确定性以及复杂性，目前研究只针对末期的病人，并且文中指出，疟原虫免疫疗法现阶段风险非常大。[14]

赛先生《疟疾能治癌症？》一文认为，陈小平的理论基础本身有问题，疟疾发病率和癌症死亡率是否存在负相关关系值得讨论，此外，作者还对陈小平的临床数据和生物学机制研究进行了质疑。[15]

（二）网民观点分析

网民观点主要通过微信和微博两大平台来抓取，而由于舆情事件时效性因素影响，因此本研究选择网民观点监测的时候选择将微博和微信平台相结合来进行舆情态度抓取。本研究发现，网民的观点与媒体、学者的态度存在一定差异，呈现出多方面的分化。通过将"@ SELF格致论道讲坛"等媒体发表的微博或微信（如表2-3所示）评论作为普通网民态度的抽样总体，通过系统抽样的方法抽取100条网民评论，将网民对"疟疾治癌事件"的评论划分为"正面""中立"和"负面"三种态度，并进一步对该100条评论的内容进行整理、归类与分析。

---

[13] 微信公众号，"菠萝因子"，《用疟原虫治愈晚期癌症，靠谱么？》2019年2月8日，采集日期：2019年4月14日，https://mp.weixin.qq.com/s/KppaYvQsrckG_XBuy5n-cw

[14] 伍月明，曹雪平：中国经营报，《疟疾治癌：被夸大的"救命稻草"》，2019年2月24日，采集日期：2019年4月14日，https://tech.sina.com.cn/d/2019-02-24/doc-ihrfqzka8607640.shtml

[15] 虎嗅网，赛先生：《疟疾能治癌症？》，2019年2月9日，https://www.huxiu.com/article/283957.html

表 2-3　普通网民评论抽样调查

媒体	微博/微信标题	评论数	转发数/阅读量	点赞数/在看量
@SELF 格致论道讲坛	这也许就是我们要找的癌症疫苗！	4 345	33 025	18 678
@头条新闻	疟原虫治癌项目被传叫停	1 440	647	1 505
烧伤超人阿宝	疟疾抗癌，到底靠不靠谱？	102	10W+	1 124
@丁香医生	疟原虫治愈癌症？科学研究成果，不该沦为博眼球的工具	29	10W+	2 300

通过对普通网民微博、微信评论的态度分析可以看出，在"疟疾治癌"事件中，"认为会产生正面影响的"普通网民占比最高，达到44.9%；其次是"认为会产生负面影响的"，占比为36.7%；而"持中立态度"的网民占比为18.4%。从抽取的评论样本中可以看出，网友对低成本治疗癌症的科学新成果还是抱有极大的信心和接受态度的，而网络大V对科学试验进行客观的数据分析和理论论证在一定程度上会帮助网民更好地了解该事件的利弊。

1. 正面（44.9%）：科技创新可以惠及老百姓

科技创新改变命运，希望能够尽快推广到社会造福人类，能给癌症病人带来一线生机，能够尽快普及。

@低下头不是：国家应该大力支持！天花能通过牛痘消灭，癌症通过疟疾又何尝不是一种可能？虽然原理没那么简单，但我相信陈小平及团队一定能成功，2019中国科学家治愈癌症，我们一起震惊世界！[16]

@Maggie今天也要学习：不得不说大自然真的很奇妙，对于癌症这样所谓的绝症也敌不过人类的智慧。在微博总能看到很多关于科技创新的一些推文，科技日新月异，靠的可不是无所事事、碌碌无为的白日梦，靠的是扎扎实实的工作

---

[16]　新浪微博，"@格致论道讲坛"，2019年1月28日，采集日期：2019年4月14日，https://weibo.com/3980096715/He3LAFDU3?type=comment

和坚持不懈的深入研究。个人科技成果，也体现着国家对于科研工作者的尊重和支持。中国真的在变强大。⑰

@那样_的过去：当年有这么一个问题：人类是先载人登月呢，还是先战胜癌症？接受提问的人基本都毫不犹豫说是战胜癌症。可是载人登月已经成功那么多年了，癌症的攻克到现在才刚有眉目，可见战胜癌症是多么困难的事情，希望这个治疗方案能够成功！⑱

2. 负面（36.7%）：急于展现科学成果会适得其反

借由媒体哗众取宠有失科学严谨，舆论引导偏向会引发未预期后果。

勇哥：某些人急于要出世界级、宇宙级的"成果"为自己脸上贴金！哪里顾得了伦理和老百姓的死活！⑲

了了：又一个类似基因编辑胎儿的事情，打着科学幌子的骗子比权健更可恶。⑳

@Chen Yuansen：异想天开，胆大包天，瞎折腾，开玩笑！㉑

3. 中立（18.4%）：为科学进步喝彩的同时也要注重科学研究结论的严谨性和普适性

没有充分证据和足够数量的案例的研究结论存在未知数，个别案例不足以说明问题，肯定贡献，但科学研究道阻且长。

欲凉：从最初疯狂的标题报道，我就感觉有问题。其实最初的央视报道，说

---

⑰ 新浪微博，"@格致论道讲坛"，2019年1月28日，采集日期：2019年4月14日，https://weibo.com/3980096715/He3LAFDU3?type=comment

⑱ 新浪微博，"@格致论道讲坛"，2019年1月28日，采集日期：2019年4月14日，https://weibo.com/3980096715/He3LAFDU3?type=comment

⑲ 微信公众号，采集日期：2019年4月14日，https://mp.weixin.qq.com/s/DGWaTHITxZjiMngpEEAK0A

⑳ 微信公众号，"医学界"，《"疟原虫治癌"临床项目被叫停？三家试验医院表态》，2019年2月18日，采集日期：2019年4月14日，https://mp.weixin.qq.com/s/OXEPDy-tESZDPYJPpUdiuA

㉑ 微信公众号，"知识分子"，《独家 | 揭秘陈小平疟疾疗法人体实验往事》，2019年2月26日，采集日期：2019年4月14日，https://mp.weixin.qq.com/s/y_RCqJOnp5XV2qCyOE2CyQ 摘自2019年4月14日。

的也是正在研究，作用有限，副作用未知，还在探索。[22]

王谊：现实中都在争独创，而事实中独创只是历经无数经验的总结。[23]

八戒：医学在一定意义上讲是实验科学，但绝不是实验那么简单，需要有严谨细致、极端负责的态度，因为医学面对的是有去无回的生命。仅仅通过"个例""可能"就试图定下结论，恰恰是极不负责的表现，如果这背后再有黑心的企图和一众推手，无异于草菅人命。[24]

四、舆情反思

随着互联网时代的到来，新旧媒体在网络世界的话语博弈日益加剧，新媒体信息的碎片化传播日益显著，使反转成为网络舆论高频现象。而舆论主体间的信息不对称在一定程度上会加剧舆论反转现象的出现，媒体在报道时的断章取义也会使得网民对信息的科学性认识不足，容易受到错误舆论导向的影响而产生误判。但是从另一角度来看，网络汇聚了大批专业人士，他们为普通民众搭建了通往科学和知识的桥梁，从而在一定程度上可以推动舆论反转并朝着良性、理性和真相大白的方向发展，这在一定程度上反映了舆论自净效应的初步形成。

微博作为新媒体的主要代表之一，开放度高、门槛准入低，因此能给网民提供尽可能多的即时表达机会，具有较强的互动性，在这样的讨论过程中谣言最终不攻自破，真相越辩越明，公众舆论渐趋理性，因此网络舆情应对中的微博自净功能不容忽视。新媒体时代，公众不再满足于信息的被动接受，大家对自身利益相关的科学研究及成果表现出强烈的参与意愿和评论兴趣。然而囿于科学本身

---

[22] 微信公众号，"知识分子"，《独家丨揭秘陈小平疟疾疗法人体实验往事》，2019 年 2 月 26 日，采集日期：2019 年 4 月 14 日，https://mp.weixin.qq.com/s/y_RCqJOnp5XV2qCyOE2CyQ

[23] 微信公众号，"知识分子"，《独家丨揭秘陈小平疟疾疗法人体实验往事》，2019 年 2 月 26 日，采集日期：2019 年 4 月 14 日，https://mp.weixin.qq.com/s/y_RCqJOnp5XV2qCyOE2CyQ

[24] 微信公众号，"大医精铖"，《红与黑：深度起底陈小平"用疟疾治疗癌症"》，2019 年 2 月 15 日，采集日期：2019 年 4 月 14 日，https://mp.weixin.qq.com/s/7YRwgiyjtm06m2E3dV71fA

的严谨性以及大众的有限科学素养和媒介素养，媒体在对科学事件的报道和评议中难免会出现不够专业也不够理性的说法，从而引发网络舆情。因此在此类事件中，科学家应该更多地参与科学传播，并以科学的方法引导科学事件的评议；其次对于科学事件，媒体需要恪守公正客观的原则去报道，而不是一味地制造舆论去吸引眼球。专业人士的客观中立的表达可以在新媒体的网络生态中形成舆论自净效应，促使科学界、媒体和公众以更加理性客观的态度去看待科学研究。

在这次"疟疾治癌"的舆情事件中（如图 2-9），我们也可以很明显地看出舆论自净功能。最早的媒体报道用"疟疾治癌症的奇妙方法""中国科学家的突破"等字眼来吸引观众眼球，而随即科学家就核心问题提出相关质疑，并列出具体数据和试验结论来表明疟原虫治癌的证据并不充分确凿，试验的安全性和有效性有待考量；正是基于专业人士的表达，舆论场的自净功能逐渐显现，网民认知逐渐回归理性，对最初不合理的预期进行重新判断，从而能够采取适合自己病情的理性策略。科研成果不应沦为博眼球的噱头。而网民也会随着各方论点与意见的理智表达来展开讨论，从而将事实越辩越明，舆情事件的公众舆论也渐趋理性，从而可以更好地引导网络舆情危机的解决。通过对相关舆情事件进行监测，我们也可以看到网民对舆情事件的讨论也日趋平和。

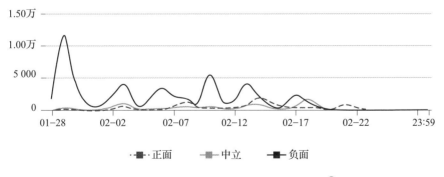

图 2-9 "疟疾治癌"事件网民态度走势图 [25]

---

[25] 数据来源：上海开放大学信息安全与社会管理创新实验室数据采集系统。采集日期：2019 年 4 月 25 日。

　　面对百花齐放又泥沙俱下的自媒体，如何从根源上终结谣言？自媒体治理问题当前显得尤为迫切。科学研究不应该过于浮躁，广大患者真正需要的是扎实的科学进步，而不是昙花一现的新闻。科学试验必然需要经过成千上万次的经验试错，而试错成本和风险也不可避免。因此在这种情况下，就更加需要强调通过对社会医学伦理的限制来维持社会的基本秩序。科学不可随便，多一点耐心，少一点功利心，才能真正有所收获。

　　自媒体时代获得信息很容易，获得真相有时候很难。严谨的科研成果通过媒体而过早地大范围曝光是一把双刃剑。科学工作者应当更加严谨，耐得住寂寞，本着为患者负责的原则开展研究，而不应该为了急于出研究成果而忽视医学伦理。家中有患病家属的网民在看到类似"治愈晚期癌症"之类的标题后感觉重新燃起了希望，愿意殊死一搏，但科学的严谨不会因为个人情感或者社会舆论而改变。科学研究尚处在探索阶段就夸大治疗效果可能会带来适得其反的后果。普通人在对科学领域几乎一无所知的情况下更应该保持独立的思考，而不是混在媒体的巨大舆论浪潮中，参与人云亦云的讨论，从而产生巨大的舆论效应。虽然我们每个人都要有独立思考的能力来进行信息筛选，但是专业的事情还要留给专业的人来处理解决。

迷雾与真相

——"聊城假药案"事件舆情分析

一、前言

2019 年 2 月 25 日，山东卫视播出"聊城假药案"的新闻。该新闻主要报道了山东聊城肿瘤医院主任医师陈医生给病人王某开了名为"卡博替尼"的抗癌药，致使病人死亡的事件。新闻播出后，2 月 26 日，当地卫生健康委员会和公安局成立专项调查组，拘留主任医师陈医生，认定其违反《执业医师法》相关规定，对陈医生给予暂停执业活动一年的行政处罚。

而随后网友扒出，主任医师陈医生开的"卡博替尼"并不是"假药"，而是未在中国上市的印度仿制药。主任医师完全是秉持治病救人的心态，推荐患者从其他病友手中购买此药。不少网友评论称：这是现实版的"农夫与蛇"。而通过对舆情案件的梳理，笔者发现，这不仅仅是医患关系紧张、医生好心反被患者告的问题，这也是一场新兴媒体和传统媒体的博弈——山东电视台作为传统媒体，发表的新闻不够全面，事情真相却由新兴媒体逐渐揭露。这不得不让我们提出疑问：在当今的网络社会，传统媒体与新兴媒体竞争激烈，究竟谁能揭露事情真相？

二、"聊城假药案"事件舆情发展历程

该事件的舆情与事件本身相互影响。事件经过了发生、对峙、处理结束三个阶段，舆情则经历了发生、高峰、平息三个阶段，随着事件真相一步步被揭露，有关部门最终对该事件相关责任人进行了处理。

舆情缘起于 2019 年 2 月 25 日，山东电视台播出"主任医师开假药"新闻，引发网民关注。2 月 26 日，不少网友在网上质疑，山东电视台没有还原事情真相，陈医生被冤枉。2 月 27 日，微博大 V"@ 烧伤超人阿宝""@ 一个有点理想的记者"在其微博中，发布调查情况。3 月 16 日，"@ 一个有点理想的记者"在微博发表头条文章《赴聊城，推开假药门》，文中作者称，受陈医生妻子的委托，将赴聊城对此事展开进一步调查。此篇文章转载量 1.1 万，阅读量 1 000 余万。3 月 19 日《新京报》《环球时报》等主流媒体开始发声，将舆情推向第一波高峰。3 月 24 日，聊城市公安局对陈医生做出终止侦查，对药贩段某拘留，对家属王某进行训诫的决定。该事件的处理结果将舆情推到第二波高峰。中央电视台于该日下午 5 点 25 分播报了"聊城假药案"。4 月 25 日，中央电视台《今日说法》栏目组对此事进行详细报道。事件具体发展历程如图 2-10。

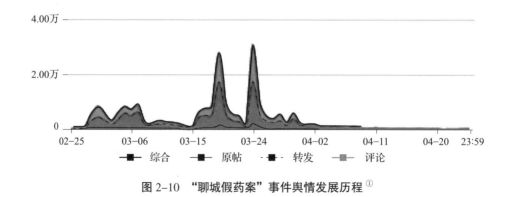

图 2-10 "聊城假药案"事件舆情发展历程 ①

① 数据来源：上海开放大学信息安全与社会管理创新实验室数据采集系统。

（一）舆情缘起：山东电视台报道，引发真相大讨论

事件发生于 2018 年 4 月 14 日，王某青带着其父王某禹，从北京 301 医院转院到聊城肿瘤医院。王某禹同时患有三种癌症：膀胱癌、小细胞肺癌和肝癌。据王某禹的诊疗记录显示，2018 年 7 月，患者王某禹膀胱癌复发，主任医师建议其服用"卡博替尼"，但是这个药在国内并未上市。2018 年 7 月 24 日，患者王某禹在其主治医生陈医生的建议下，从另外一名病友王清某处购买未在国内上市的名为"卡博替尼"的印度抗癌药。8 月 19 日，彩超结果显示，病人病情有明显好转，药物有效，继续进行治疗。9 月 12 日，彩超显示患者病情恶化，遂停用药物。11 月 10 日，病人王某禹因医治无效去世。随后，王某禹女儿王某青多次大闹医院，辱骂陈医生，并将其上告聊城市卫生健康委员会。2019 年 1 月 14 日，聊城市食品药品监督管理局出具认定书，称"卡博替尼"应按假药论处。2 月 15 日，王某青报案，警方以"犯罪事实显著轻微，不需要追究刑事责任"为由，不予立案。

2 月 25 日，山东电视台播出《主任医师开假药》新闻。在该报道中，患者家属王某青控诉了陈医生给其父亲开假药，从中谋取私利，造成其父死亡的事实。据报道，聊城市食品药品监督管理局、聊城市卫生健康委员会均认为陈医生的行为违反《执业医师法》，应给予一定的处分，但市公安局却不予立案。新闻播出后，当地卫生健康委员会和公安局连夜成立专项调查组，拘留陈医生、病友王清某和药品代购段某。

2 月 26 日，澎湃新闻、《北京青年报》率先对此事进行报道，原标题为《聊城一医生所开抗癌药被认定假药，医生称其好心未获利》。文章并没有就"假药""治疗记录"进一步追究和挖掘，只是简单阐述了一下双方的观点，并提到了网上有人代购多版本的"卡博替尼"印度仿制药，价格不一。

2 月 27 日，时评人"@ 一个有点理想的记者"转发"抗癌医者李威"（现任北京地坛医院肿瘤诊治中心主任）于 2017 年发布的一条微博。该微博表明，"卡

博替尼"是效果非常好的抗癌靶向药，对多种癌症都有效果。

2月28日，时评人"@一个有点理想的记者"、微博签约自媒体"@烧伤超人阿宝"采访陈医生家属，并发表微博文章《药神还是开假药的医生——聊城"假药门"》，文章附有患者王某禹全部病情记录。陈医生的妻子表示，陈医生没有卖"卡博替尼"给患者，而是让其自行购买，患者没买到又来求助他，这才介绍了其他病友，陈医生在其中并无任何利益牵扯。而根据病情记录显示，患者在服药期间病情有明显好转，所以家属才购买第二瓶，在服用第二瓶期间病情恶化去世。

此篇文章一发出，网友一片哗然，药并不是假药，而是"印度仿制药"。医生完全出于治病救人的心态给患者介绍这种抗癌药，而患者家属在患者去世后却借此大闹医院和当地卫生健康委员会，把自己描述成一个受害者。山东卫视作为传统媒体，在报道中没有呈现事件原貌，具有明显偏向性。在这次"假药案"中，山东卫视成为网友攻击的对象。

3月6日，国家卫生健康委员会主管的《医师报》整版报道"聊城假药案"。在该报道中，法学界权威人士认为，陈医生虽然行为不妥，但不构成销售假药罪。《齐鲁晚报》也于当日发出关于聊城肿瘤医院的正面报道。在此之前，已有许多律师在各媒体平台对该事件进行讨论。

3月16日，时评人"@一个有点理想的记者"发表头条文章《赴聊城，推开假药门》。该文章梳理了王某青父亲治病的过程，王某青在父亲去世后大闹医院，四处举报后，各级部门的反应，以及在山东卫视报道后，各级部门的反转。"@一个有点理想的记者"在文中强烈指责了患者家属栽赃陷害的行为、传统媒体曲解事实的报道，并称其受陈医生家属的委托，将赴聊城展开进一步调查。该篇文章引起各路媒体和网友的关注，浏览量超过1 000万，转发量1.1万，评论量4 682条。

鉴于此条微博受到的关注度最高，笔者抽取了该微博下的400条评论。抽样结果如图2-11，47%的网友表示"支持'有点理想的记者'行动，希望'有点理想的记者'小心"，20%的网友对患者家属王某青进行批评，13%的网友对山东电视台进行批评。

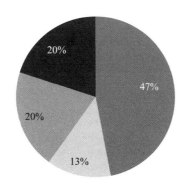

图 2-11　"聊城假药案"事件网民态度分析

（二）舆情高峰：主流媒体持续跟进，处理结果引起热议

3 月 19 日，《新京报》对"聊城假药案"展开进一步报道，并发布视频"山东聊城假药案调查"。该调查采访了陈医生、医生家属、患者家属王某青、病友家属的哥哥王先生、代购段某某的丈夫，从多个渠道对事情真相进行调查，较为全面地展现了事件原貌。该视频转发量 352 次，共有 347 万次观看记录，评论 1 183。[②]

根据《新京报》的最新报道，患者家属王某青称，多次上访的焦点并不在于这个药是"假药"还是"真药"，而是从说明书来看，这个药品并不是针对其父亲的病症，且其父亲服药期间遭受了巨大的副作用的折磨。王某青认为，药品是陈医生推荐购买，购买渠道也是陈医生联系的，陈医生作为医生，违背了药品法和职业法，理应受到相关处罚。而病友家属王清某的哥哥称，药品只是看在病友的关系上进行转让，药品价格 12 600 元，王某青的弟弟说凑个整数才打来 13 000 元，并不是出于盈利目的加价。视频最后提到，陈医生已回到家中，但情绪不佳。患者家属王某青遭到网友强烈的批评，药品代购段某仍在接受调查。

---

② 　新京报，《山东聊城假药案调查》，采集日期：2019 年 5 月 7 日，https://m.weibo.cn/1644114654/4351504095563177

而从微博评论来看，网友对王某青这番澄清并不认可。网友"@布加替尼"评论称："正常维权就请求司法鉴定，解剖尸体！请求司法机构做前因后果鉴定，查明死因，到底因为疾病进展死亡，还是因为吃了假药死亡。"③

《环球时报》发表文章《聊城"假药门"案梳理：我不是药神2》，文章提出有关部门对陈医生的处罚，将会给医生群体带来巨大的困扰，导致医患关系的互信进一步被撕裂。

3月24日上午10点，山东公安发布通报，聊城市公安局东昌府分局依法对陈医生、王清某做出终止侦查的决定。聊城市纪检部门经调查，已做出陈医生职级岗位待遇不变的决定。另据侦查，段某自2017年11月以来，大量代购、销售未经批准进口的境外药物并从中牟利，将另案处理④。王某青多次扰乱医院秩序，遭训诫。该项审查决议将舆情再次推向高峰。中央电视台于该日下午5点25分播报了该案最新进展。

搜狐新闻对此评论称："陈医生理解挣扎在死亡线上的病患处境，以人道、人性的行医风格帮助患者。如今，山东公安在定性上兼顾'抓人'与'放人'的艺术，但让陈医生恢复到风波之前的行医和履职状态，应该是卫健委做出选择。"⑤《中国青年报》发表文章《一起起"药神"案指向了什么民生痛点》，文章提到，抗癌药的供应短板已是必须直面的民生痛点，《医师报》评论员张广有发表文章《没有赢家的"聊城假药案"，谁给医生行善的力量？》，文中谈道："整个医疗行业为此付出了极大的代价，聊城假药案寒了广大医生救死扶伤的心，特别是在山东省卫健委下文禁止医生给患者推荐未批准药物的行政命令影响下，医生们战战兢兢不敢越雷池一步，唯恐被追责丢了饭碗。而这一切的后果最终落在

---

③ 新浪微博，"@布加替尼"，采集日期：2019年5月7日，https://m.weibo.cn/1644114654/4351504095563177
④ 搜狐新闻，《聊城假药案医生无罪，卫健委撤销重罚才是明智》，采集日期：2019年5月8日，https://m.sohu.com/a/303459095_665455/?pvid=000115_3w_a
⑤ 搜狐新闻，《聊城假药案医生无罪，卫健委撤销重罚才是明智》，采集日期：2019年5月8日，https://m.sohu.com/a/303459095_665455/?pvid=000115_3w_a

了全体患者的身上。"⑥

（三）舆情渐落：官方媒体赴聊城

而在此通报发布之后，舆情虽有回落，但并未完全淡出人们视线。一方面，不断有网友为代购药者段某求情，希望执法部门从轻处置。而另一方面，3月29日，"假药门"核心当事人王某青携北京的律师先后前往聊城食品药品监督管理局和卫生健康委员会，要求提供使用"卡博替尼"的其他六位患者情况，并要求必须执行陈医生停止执业一年及撤职的处罚。4月14日，王某青在接受"大白新闻"采访时对于网络上的争论与骂声给出回应，认为网络报道不实，但这并没有再次引发大的争论。⑦另外，微博大V"@烧伤超人阿宝"，针对聊城卫生健康委员会负责人涉嫌违纪违法发出实名举报信。信中直接点名聊城卫健委主任，称其"理想信念缺失，毫无党性原则，为撇清自己，强行拒绝纠正错误，指示工作人员务必找出陈医生'导致严重后果'的依据"。

本次事件舆情的回落可以归结为两个因素的作用：第一，网络舆情事件发展本身的周期性。网络舆情突发事件具有一定的生命周期，即任何特定的突发事件，都会从其萌发走向平息，具有一定的时间性。此次事件舆情发展态势符合一般网络舆情事件本身的周期性特点。第二，山东公安发布最终通报，终止对医生的侦查。此举缓解了多数网民的心情，舆情得以回落。

三、谁来揭露事情真相

通过以上对于舆情事件的梳理，我们不难发现，网友不仅炮轰患者家属王某青，同时也把矛头对准了首次报道此次事件的传统媒体——山东卫视。从之前的

---

⑥ 医师报，《没有赢家的"聊城假药案"，谁给医生行善的力量》，采集日期：2019年5月8日，https://mp.weixin.qq.com/s/SHXrsklkmyy_8IXE1EgItQ

⑦ 大白新闻，《聊城"假药门"举报人：大家都在骂我，还有没有人想知道真相？》，2019年4月14日，https://baijiahao.baidu.com/s?id=1629896192718858805&wfr=spider&for=pc，采集日期：2019年5月8日。

纷争与规则：医疗卫生行业网络舆情研究报告

"山东潍坊纱布门"到现在的"聊城假药案"，山东卫视报道屡次失当，引发医患关系的对立，虽然不是此次事件的直接责任人，但也难逃舆论批评。而且随着互联网时代的崛起，越来越多的网友积极发声，其中不乏有些评论犀利、见解独到的网民成了网络大V。随着这些人粉丝量的增加，他们的影响力也逐渐扩大，他们成了揭露事实真相、改变舆论风向的引导者。不同媒体对事件的报道，推动了事件发展，激起了舆论风向，更引起了网友对不同媒体的对比和评判。

正如刘长喜等在《部分媒体不良报道对医患关系的影响研究》中提到的，"医疗报道作为受众与新闻现场联系的重要纽带，发挥着及时传递有效信息的功能，能够引导社会舆论的走向。医疗报道对医患关系的建构和医疗改革的顺利推进都将产生不可忽视的影响"[⑧]。本研究先是对不同媒体对"聊城假药案"的不同层面的报道进行了梳理，进而讨论报道内容对网络舆情的影响，并总结分析各方媒体的影响力是如何发生转变的。

（一）山东卫视片面报道，引起网友声讨

山东卫视《生活帮》栏目对此事件报道时，将新闻题目拟为《聊城：主任医师竟然开假药》。在新闻一开头，患者家属王某青拿出有关部门鉴定意见：主任医师开假药。随后，患者家属王某青自述，其父亲在住院期间服用主任医师推荐的药品，该药品是通过主治医师推荐的私人渠道购买的。服用一周过后，其父亲就出现了不良反应，其他医院的医生均不建议继续服用。但主治医生陈医生说已出现好转，应坚持服用。服药三个月其父亲离世。在就此事向有关部门进行投诉的过程中，各个部门均不予受理。而相关法律却表明，医生行为已涉嫌销售假药，理应入刑，但目前医生仍然正常坐诊。在对医生进行采访的过程中，医生也明确表示："我知道这个药是假药，但这个假与成分的假不同。"没等陈医生说完这个"假"是什么假，镜头就被切换到聊城市食品药品监督管理局开具的"应按假药论处"的文件。

---

⑧ 刘长喜，侯劭勋等：《从"渐发声"到"敢行动"：医疗卫生行业网络舆情研究报告》，上海：上海三联书店，2017年版。

新闻报道应该具有真实性、客观性等原则，报道中的事件、人物和数据都必须准确可靠。而新闻报道的核心原则是事实报道和公平立场。山东电视台在对"聊城假药案"进行报道的过程中，忽视这两条原则：通过刻意的剪裁，只传递足以让观众做出错误判断的"真实"信息，向公众隐瞒事情的前因后果。没有对报道进行多方面的考证和核实，没有展现患者全部的诊疗过程和有关部门的判断依据。在有关"什么是假药""为什么推荐购买假药""是否存在销售假药"等关键问题上仅仅凭借患者家属的一面之词，就给该事件下了定义，给观众营造出一种"主任医师谋私利，有关部门不作为"的印象。"这种不实报道首先会直接给当事医生带来伤害。据报道，陈医生在接受警方调查后表示自己不想再当医生了，精神也变得恍恍惚惚。其次，会使主流媒体丧失公信力。另外，还会引发一系列连锁反应，使得病人丧失最后一根'救命稻草'。目前一些医院已经下达了通知，所有国内未经批准的药物都严禁采用，哪怕有些已经被国外验证为有效。"⑨

（二）自媒体人赴聊城，弄清事件真相

无论从微博活跃度排名，还是影响力排名来看，除某些传统媒体的官方微博外，"@烧伤超人阿宝""@一个有点理想的记者"都位于前列。"@烧伤超人阿宝""@一个有点理想的记者"是谁？为什么他们能够在此次事件中有如此大的影响力？据相关资料显示，"@烧伤超人阿宝"原名宁方刚，现任北京积水潭医院烧伤科主治医师，曾因公开质疑"胶原蛋白""马兜铃酸"被推到舆论风口，又因多次转发、评论各种医疗事件吸引大批粉丝。截止到2019年5月，"@烧伤超人阿宝"已有粉丝108万。在此次"聊城假药门"事件中，"@烧伤超人阿宝"（曾就读于泰山医学院，现更名为山东第一医科大学）受陈医生朋友的托付，联同搭档"@一个有点理想的记者"，报道此次事件。

在向陈医生的妻子反复核实事情经过后，"@烧伤超人阿宝"于2月28日

---

⑨ 观察者网，《山东聊城假药案始末：公道自在人心》，2019年3月23日，https://user.guancha.cn/main/content?id=92689，采集日期：2019年5月8日。

发表文章《聊城"假药"案，请给患者留一条生路》。该文章就山东卫视含糊不清的几个信息点："假药究竟假在什么地方？""是患者求着买药还是医生推荐？""使用该药有没有科学依据？"进行了详细的阐述。3月2日，"@烧伤超人阿宝"发表文章《向樽前，拭尽医者泪——写在陈医生回家的日子》，文中直指山东个别媒体"一次次撕裂本已经脆弱的医患关系，一次次把无辜的医生和患者摆上自己的餐桌，一次次饱餐医患的人血馒头"[10]。并爆出山东个别媒体和患者家属王某青一直在向警方和医院施加压力。文中把"陈医生个案"上升到整个医疗行业，称"以后中国的医生，再也不敢把这些医学信息告诉患者，更不敢向患者提供渠道信息。否则，陈医生的遭遇就是血淋淋的教训"。

在"@烧伤超人阿宝"之后，"@一个有点理想的记者"继续推进聊城假药案的调查。"@一个有点理想的记者"原名张洋，多次评论、参与有关医疗方面的报道。截止到2019年5月，共有粉丝279万，微博认证为"资深时评人"。

除了针对事件本身进行报道之外，"@一个有点理想的记者"还向网友爆料患者家属王某青"开假诊所""涉嫌非法行医""2015年店面遭泼大粪油漆""在医院大骂陈医生"等其他信息，激起网友对王某青更多的敌视和谩骂。王某青曾委托北京盈科律师事务所王红志律师发表声明，声明中称：要求新浪用户"@烧伤超人阿宝""@一个有点理想的记者"使用人，停止一切对王某青女士的侵权行为，公开向王某青女士赔礼道歉，并保证不再就此事通过任何方式对王某青女士进行无端攻击。"网络不是法外之地，任何言论都要遵守法律的底线。"新浪用户"@王红志律师"此条微博被转发660次，微博评论3 028条。对此条微博进行抽样调查显示，87%的网友在微博评论下攻击律师，7%的网友在骂王某青，只有4%的网友提出，应该公正客观地看待此事，王某青也有维权的权利。网友"@秦淮医院三楼田大夫"评论称"律师您好，诉讼输了就不怕王女士去闹律所"。显然此次声明并没有阻挡网友对王某青的敌视与谩骂，律师声明反而将

---

⑩　新浪微博，"@烧伤超人阿宝"，2019年3月2日，采集日期：2019年5月8日。

网友的炮火转移到律师自己身上。

与此同时，"@一个有点理想的记者"多次公开网友来信，很多网友称，因为"聊城假药案"，断了很多肿瘤患者的生路，有些医院下达规定"不是本院的药品一律不允许用"。除此之外，"@一个有点理想的记者"对山东电视台的相关爆料也成为其微博的另一焦点。"@一个有点理想的记者"多次要求某些媒体出面道歉，对此事重新报道，还原事件真相。3月16日，"@一个有点理想的记者"发表文章——《赴聊城，推开假药门》，称其将赶往聊城，进一步挖掘事情真相。

如今人们通过各类媒介获取信息，某些媒介往往会通过提供特定语境，强调一些属性而弱化另一些属性，由此塑造了公众观察和思考某一特定议题的方式。新闻媒体不仅告诉我们"想什么"和"怎么想"，同时还决定了我们如何将不同的信息碎片联系起来，从而构建对社会现实的认知和判断[11]。相比较山东电视台而言，"@烧伤超人阿宝""@一个有点理想的记者"对事件本身的报道更加全面、公允，他们采访了事件所涉及的不同责任人，基本还原了事件真相。但有些自媒体人利用微博的阵地，利用"用户创造内容"的传播模式，在事实报道的过程中夹杂了很多事实之外的其他信息。"@一个有点理想的记者"多次爆出有关王某青的其他负面消息，凸显出患者家属王某青"刁蛮""泼妇"等形象，招来更多网友对王某青本人的攻击。从整个舆论环境来看，几乎没有网友想要了解王某青为什么要告陈医生、她真正的诉求是什么、网友对她的攻击是否合法。正如王红志律师在其律师声明中所言："网络并非法外之地，言论自由也并非没有边界，在行使自由的同时也负有一定的义务，即必须尊重事实，遵守法律、法规。"网友"@见路不走实事求是"截取了3月26日17时57分至3月29日17时57分微博的相关数据。如图2-12，微博情绪占比显示，当省调查组到达聊城审查非法行医时，网友的喜悦态度占据40.23%，其余30.72%还是愤怒[12]。

⑪ 马克斯韦尔·麦库姆斯：《议程设置：大众媒介与舆论》（第二版），北京大学出版社，2018年。

⑫ 新浪微博，"@见路不走实事求是"，采集日期：2019年5月10日，https://m.weibo.cn/6489973077/4355243753739340

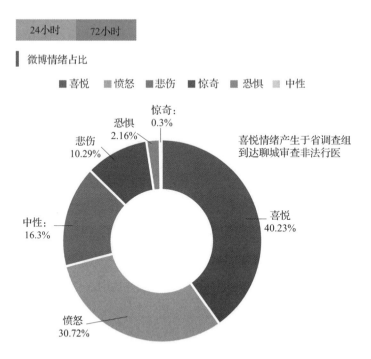

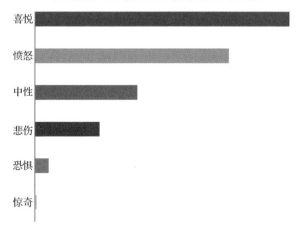

图 2-12 3 月 26 日—29 日"聊城假药案"事件的微博情绪分布图

除此之外，有自媒体人通过公布网友的私信，试图表明因陈医生一案，很多医院对医生开药行为进行了整顿，医生治病如履薄冰。在很多网友看来，"王某青式"患者家属丑化了患者家属形象，造成了医患关系的紧张，冲击了中国医生群体的救人理念。

（三）主流媒体持续跟进，事情究竟如何发展？

《新京报》是继新兴媒体之后，率先对事情进行报道的传统媒体。3月19日，《新京报》在报道中分别采访了王某青、代购药品的段某的丈夫、病友家属的哥哥王先生，较为全面地报道了此次事件。在采访中，王某青表示，此次投诉陈医生并非就"假药"还是"真药"的问题，而是因为此药并不是针对其父亲的病症，反而让其父亲遭受巨大副作用的折磨。此后在央视对陈医生的采访中，陈医生表示，在服药期间已经向家属说明药品可能会产生的副作用。虽然药品说明书上并没有表示该药品针对膀胱癌，但是查阅相关国际医学前沿文献发现，该药品已经通过膀胱癌的临床实验。

《新京报》在报道的过程中，把大量的篇幅留给了王某青，只是在文末稍提及陈医生目前精神状态不佳等情况。此举引来网友的不满，网友认为《新京报》是在帮王某青洗白。结合3月19日当日，有网友爆料称《新京报》记者李一凡在采访慰安妇时，本应对慰安妇相关信息进行保密处理，却违反规定将其公布出来，并杜撰有关事实。此次疑似为患者家属王某青澄清的行为并没有得到网友的认可。尽管《新京报》的采访使得舆情登上高峰，但从《新京报》的微博评论抽样来看，47%的网友提到了"李一凡"，34%的网友继续攻击王某青，2%的网友提到了"@一个有点理想的记者"。在按热度排名的前10条微博评论中，有5条都提到了"@一个有点理想的记者"。网友"@奇葩少年的奇葩生活"评论称："在山东卫视一味地偏袒报道，致力于将此案压成死案的情况下，'一个有点理想的记者'和'烧伤超人阿宝'两位顶住了巨大的压力，为陈医生报道，对比可见一斑！"[13]

---

[13] 新浪微博，"@奇葩少年的奇葩生活"，采集日期：2019年5月9日，https://m.weibo.cn/1644114654/4351504095563177

四、各方媒体影响力为何转变

近年来传统媒体与新兴媒体之间的竞争愈加激烈。传统媒体较新兴媒体而言有更大公信力和权威性。新兴媒体作为信息共享的即时交互平台，因其"用户创造内容"的传播模式扩大了信息源，同时信息发布的便利性也带来了信息冗杂的弊端。从网友对山东电视台的批评，再到网友越来越多地提到"@一个有点理想的记者"，各方媒体是如何塑造或影响自身公信力的？

（一）传统媒体行为不当，致使公信力受损

从网友对山东卫视和《新京报》的批评来看，这两家传统媒体都损失了一定的公信力。这种公信力的损失不仅是因为"聊城假药案"，而是因为两家媒体此前都存在类似报道。

新闻会在网络留下痕迹，会在网友心中留下印记。当失实报道再次发生，网友就会结合之前的行为，对一家媒体进行评判，从而导致媒体公信力受损。

除此之外，《新京报》在后续报道的过程中，虽然从多个角度呈现了事实真相，给不同的事件责任人以话语权，但报道内容被网友认为是帮王某青洗白。再结合当时被爆出相关记者违背新闻伦理的事件，《新京报》在此次事件报道中，也没有夺得舆论阵地。

（二）新兴媒体渲染情感，引导舆论

从2月28日至3月19日，没有相关媒体对此事进行追踪报道，所以"@一个有点理想的记者"成了此次报道的核心人物。"@一个有点理想的记者"通过各种信息的爆料，营造出了非常鲜明的形象。这种鲜明且连贯的形象引导了基本一致的舆论风向，从而决定了网民之后如何将不同的信息碎片组合起来，构成对此类事件的判断和认知。

而在当下社会转型的时期，紧张的医患关系都会成为社会焦点。新闻媒介在报道的过程中对任何一方的倾向性，都会带来一方对另一方的敌视和丑化。随着医疗报道的不断增多，医生群体逐渐从"渐发声"到"敢行动"，网络舆论也逐渐从"批评医生"过渡到"同情医生"。而网友对山东电视台批评时也谈到，此类不良报道对医生群体的不利，将会加剧"看病难""就医难"。在医患关系等问题上，舆情发生了转变——从"同情患者"变成了"同情医生"。

正如"@一个有点理想的记者"所言："作为记者，最忌讳的就是不懂得中国处在转型期的社会民情复杂性，空有廉价的正义感，再加上拙劣的采访能力，基本上就能作恶了。"⑭ 只有当媒体时刻保证公允的报道，时刻坚守新闻伦理，方能保证媒体自身的公信力。

---

⑭ 新浪微博，"@一个有点理想的记者"，《赴聊城十三日：山东台，欢迎来告》，采集日期：2019年5月10日，https://media.weibo.cn/article?id=2309351002564354904239030565

"保健帝国"背后的乱象

——权健舆情事件分析

一、前言

2018 年 12 月 25 日医学科普号"丁香医生"在微信公众号上发表的《百亿保健帝国权健，和它阴影下的中国家庭》在朋友圈热传，随后相关问题迅速在各大媒体曝光，并成为网民的舆论焦点。文章控诉权健虚假宣传、非法传销等种种劣迹，由此触动了社会公众的神经，也因此引发一篇文章摧毁一个"保健帝国"的结局。保健品行业市场的乱象并非最近才有，从消费者反馈和市场发展来看，近年来一直有关于保健品行业的传销事件和侵犯消费者权益的报道，但其并未进入公众的视线，媒体的零星报道也并未引起社会公众的关注。据有关统计数据，2015 年全国保健食品生产企业有 2 600 多家，从业人员 600 多万人，产值超过 3 000 亿元，正是在这种巨额利润的驱动下，某些企业和个人才会不断推出各种传销手段。[①] 人们才会将其视为一种普遍现象或者将其视为与自己无关的现象，从而被社会纵容。然而，此次自媒体的一篇文章却能引起一场如此声势浩大的舆情事件，摧毁一个"保健帝国"，这是一个值得研究和思考的问题。这也是本研究的出发点。

---

① 刘峣：《揭秘"坑老"的保健品》，《决策探索（上半月）》，2017 年第 5 期。

本研究认为，此次舆情事件的特别之处在于：首先，该舆情事件是由自媒体引起而非传统媒体；其次，该舆情事件虽然几乎没有反转，对涉事方权健集团的调查和审判也很顺利，其最终倒闭的结局也成为必然，但舆论焦点不仅仅是对事件主体本身的关注，更是对其延伸的保健品市场和非法传销的关注。最后，该事件受到政府各部门的极大关注，政府及执法机关都介入此次调查，表明其受到了充分的重视。因此，本研究对此事件进行梳理与分析，试图探究自媒体在当今网络舆情事件中的影响力，并重点分析该事件中网络舆情主体的表现特征以及该事件中受害者的特征，从而揭示由此引发的非法传销乱象问题。

二、研究设计

（一）样本抽取

首先，本研究利用微博网页搜索关键词"权健事件"共抽取 50 条样本，主要选取人民网、《新京报》、中国新闻网、澎湃网和凤凰财经网几大平台发布的新闻。以抽样比为 20 的方法对热度排列选取评论数大于 100 条的微博进行抽样，以此对网民的情感态度进行分析。

其次，本研究利用百度指数，以"权健事件"为关键词，收集 2018 年 12 月 25 日至 2019 年 1 月 17 日期间权健事件的搜索指数情况与引发舆论热议的关键内容。

（二）研究方法

本研究主要以内容分析法为研究方法。所谓内容分析法，是指通过对研究对象的内容进行深入分析，从而达到透过现象看本质的效果的科学方法。[2] 本研究对权健事件的发生进行了具体详尽的分析，剖析了网民舆论的焦点以及网民的社

---

② 邱均平，邹菲：《关于内容分析法的研究》，《中国图书馆学报》（双月刊），2004 年第 2 期。

会情绪，并探讨了由此反映出来的整个保健品行业的乱象问题和行业非法传销问题，对监管部门管理和整治相关行业提供了借鉴。

三、舆情事件的生命周期

（一）舆情引爆："丁香医生"掀波澜

2018 年 12 月 25 日，微信公众号"丁香医生"发布《百亿保健帝国权健，和它阴影下的中国家庭》一文，揭露了权健集团涉嫌虚假宣传、传销等诸多问题，尤其指出了周某因使用权健所谓的抗癌药导致病情加剧而离世事件。该文一出，随即在网上引起轩然大波，阅读量超过 10 万。澎湃新闻、光明网当天发表评论，《每日经济新闻》、《新京报》、凤凰网、《北京青年报》都迅速派出记者到达天津权健总部，发回来自现场的报道。[3] 12 月 26 日凌晨，权健自然医学科技发展有限公司在微信公众号"权健自然医学"和微博"@ 权健自然医学官方微博"发表声明，称微信公众号"丁香医生"发布的文章不实，严重侵犯权健合法权益，致使社会大众对权健品牌造成误解，并要求其"立刻撤销该稿件并刊登道歉声明"。[4] 12 月 26 日上午 8 点左右，"丁香医生"在微博和微信公众号发表回应称："不会删稿，对每一个字负责，欢迎来告。"[5] 各大的媒体纷纷关注和报道，为应对网络舆情，天津市政府各监管部门开始表态。

（二）舆情发展：各大部门齐表态

随着舆情事件进一步发酵，为安定网民情绪，顺应舆论要求，12 月 27 日国

---

[3] 新浪潮杂志，"权健事件舆情观察报告"，2018 年 12 月 28 日，https://baijiahao.baidu.com/s?id=1621095496933466592&wfr=spider&for=pc，采集日期 2019 年 7 月 1 日。

[4] 新浪微博，"@ 权健自然医学官方微博"，2018 年 12 月 26 日，https://weibo.com/ttarticle/p/show?id=2309404321289018980200，采集日期 2019 年 7 月 1 日。

[5] 新浪微博，"@ 丁香医生"，2018 年 12 月 26 日，微信公众号，"丁香医生"，《独家丨权健经销商活动现场》，2018 年 12 月 26 日，https://mp.weixin.qq.com/s/BDSiUKjPZHaPNTPMp-WP3A，采集日期 2019 年 7 月 1 日。

家市场监督管理总局表示，已关注权健事件。国家市场监督管理总局的介入也将舆情推向了一个高峰。当天下午，《天津日报》就发布消息称，天津市政府已责成市市场监管委、市卫健委和武清区等相关部门成立联合调查组，对网民关注的问题展开调查核实。⑥12 月 28 日晚，天津市副市长、权健事件联合调查组组长康义表示，初步核查发现，天津权健公司部分产品确实涉嫌夸大宣传的问题，⑦ 天津市一级调查组进驻权健后，将主动回应社会关切话题，努力契合公众的期许。12 月 29 日，天津市人民政府新闻办公室在其官方微博"@天津发布"发布消息，称武清区市场监管局对权健公司立案调查，并函请国家市场监督管理总局全程监督并指导"权健事件"调查工作。此外，国家市场监管总局、国家中医药管理局纷纷表示已关注网络舆情。⑧ 一系列处理方式、进度及调查结果的公开，在一定程度上缓解了网民的情绪。与此同时，各大电商平台也纷纷作出回应，将权健产品全部下架，并表示："将第一时间进行全平台核查，本着对消费者负责的态度，先行全面下架相关商品，并将根据国家相关部门的调查结果依法处理。"⑨

经过调查取证，事件处理工作取得了阶段性进展。2019 年 1 月 1 日，公安机关依法对权健公司涉嫌传销犯罪和虚假广告犯罪行为进行立案侦查，相关部门依法查处取缔不符合消防安全规定的火疗养生场所，开展集中打击清理整顿保健品乱象专项行动。⑩

---

⑥ 天津日报，《天津市成立联合调查组进驻权健集团展开核查》，采集日期：2019 年 4 月 2 日，https://weibo.com/3546332963/H9auKzTyw?filter=hot&root_comment_id=0&type=comment

⑦ 新京报，《用公正调查厘清权健事件疑云》，2018 年 12 月 29 日，http://epaper.bjnews.com.cn/html/2018-12/29/content_742816.htm?div=-1，采集日期 2019 年 7 月 1 日。

⑧ 搜狐网，《权健事件：负面舆情已"癌变"扩散 监管部门当"负重"前行》，2018 年 12 月 29 日，https://www.sohu.com/a/285535772_769269，采集日期 2019 年 7 月 1 日。

⑨ 中国新闻网，《京东、天猫、苏宁等电商平台下架"权健"产品》，采集日期：2019 年 3 月 17 日，http://www.cnr.cn/sxpd/ws/20181228/t20181228_524464966.shtml

⑩ 人民网，《公安机关对权健涉嫌传销犯罪和涉嫌虚假广告犯罪立案侦查》，采集日期：2019 年 4 月 2 日，http://legal.people.com.cn/n1/2019/0102/c42510-30499998.html

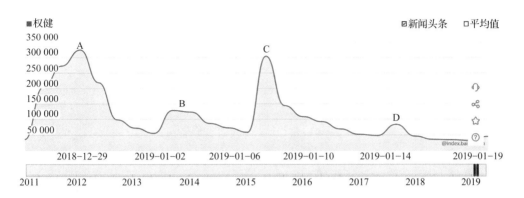

图 2-13　2018 年 12 月 25 日—2019 年 1 月 17 日 "权健" 事件搜索指数趋势图

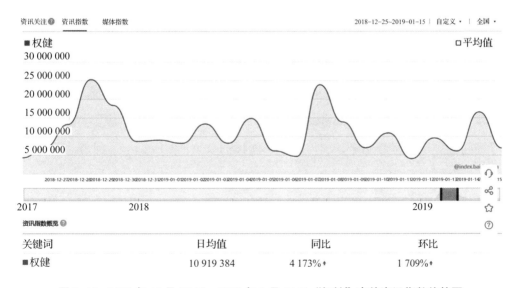

图 2-14　2018 年 12 月 25 日—2019 年 1 月 17 日 "权健" 事件资讯指数趋势图

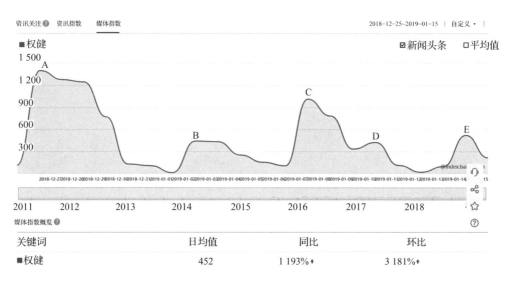

图 2-15   2018 年 12 月 25 日—2019 年 1 月 17 日"权健"事件媒体指数趋势图

（三）舆情高潮：幕后黑手终落网

2019 年 1 月 7 日早间，《天津日报》新闻客户端发布消息《权健公司实际控制人束某某等 18 人被依法刑事拘留》，将舆论推向了高潮。网民纷纷对国家的做法表示称赞，并希望能够从根本上处置这起案件。而随着调查的层层深入，权健浮华的面纱也被揭开，其涉嫌组织领导传销活动罪、非法行医罪、虚假广告罪等问题统统被暴露出来，引起了广大网民的议论。1 月 13 日，天津市武清区人民检察院批准逮捕权健自然医学科技发展有限公司束某某等 16 名犯罪嫌疑人，束某某的天津市工商联执委、常委，市商会副会长等职务被撤销。[⑪] 同时，天津市政府表示，自专项整治行动以来，天津已对涉嫌会销及虚假宣传的 51 家保健品经营单位立案查处，并将继续打击惩处保健品违法传销行为。

---

⑪   人民网，《权健公司束某某等 16 人被依法批准逮捕》，采集日期：2019 年 4 月 2 日，http：//health.people.com.cn/n1/2019/0114/c14739-30526258.html

（四）舆情平息：保健市场需整治

自权健实际控制人被依法逮捕后，该舆情事件也渐渐归于平静。根据网民的呼声和当前市场存在的问题，各地政府相关部门也在不断开展保健品市场乱象的整治工作。国家市场监管总局局长表示，基于权健事件的教训，后期将重点整治保健品领域的非法行为。[12]

四、舆情主体分析

在这一舆情事件中，主要涉及四个主体：媒体、网民、政府相关部门以及权健集团。他们在此次舆情事件中发挥着不同的作用。对媒体而言，强调的是新兴媒体和传统媒体两者在舆情事件中的作用；对网民而言，则在于网民对权健事件的关注，以及他们对该舆情事件的态度和评论对舆情本身的发展起到的重要作用；对政府而言，考虑的则是政府相关部门对权健事件的回应及其实际行动。权健虽然第一时间回应，问题依然被坐实。

（一）媒体：新兴媒体引爆，传统媒体陆续回应

该舆情事件是由"丁香医生"微信公众号发布的一篇文章引起的，随后在朋友圈内蔓延开来，并得到网民的迅速转发与传播，随后各大传统媒体陆续发声报道此事件，并积极跟进舆情动态。这不仅表明政府对此次事件的极大关注，亮出了政府对该事件的态度，而且也引导了舆情的走向，缓解了部分网民的情绪。如《人民日报》针对权健事件指出，"别拿生命开玩笑，诳时惑众法无情"；"中央政法委长安剑"表示，"权健没问题，要用法治洗冤；有问题，当猛打"。[13]

---

[12] 人民网，《假冒伪劣产品怎么打？国家市场监管总局局长张茅发话》，采集日期：2019 年 4 月 2 日，http://finance.people.com.cn/n1/2019/0116/c1004-30544733.html

[13] 搜狐网，《权健事件：负面舆情已"癌变"扩散 监管部门当"负重"前行》，2018 年 12 月 29 日，https://www.sohu.com/a/285535772_769269，采集日期：2019 年 4 月 2 日。

本文收集了各大传统媒体在此期间发布的关于权健事件的报道，具体数量见表2-4。

表2-4 传统媒体发布关于"权健"事件新闻数量信息

官方网站名称	发布信息数量（条）
人民日报网	85
澎湃新闻网	105
央视网	54
新华社	41

（二）网民：言论各异，但殊途同归

从清博指数官方网站发布的网民对权健事件的情感分布来看（如图2-16），网民的社会情绪以负面为主的占45.9%。在舆情持续发酵期间，相关言论主要围绕"抨击权健虚假宣传""谴责保健品行业乱象"等方面展开。中立言论占42.7%，多为传播事件相关信息、呼吁政府加大打击传销力度等。有关此次事件的正面言论占11.4%，

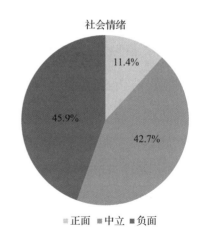

社会情绪

■正面 ■中立 ■负面

图2-16 2018年12月25日至2019年1月5日此次事件中网民社会情绪分布图

这部分舆论主要是对"丁香医生"的支持和对相关部门调查、处理行为的称赞。

在此次舆情事件中，网民也发表了不同的言论。从2018年12月25日舆情爆发到2019年1月5日期间，在各大媒体陆续报道此事后，网民的态度主要有二种：一是对"丁香医生"的支持和拥护；二是对权健的愤怒和抨击。本研究通过新浪微博等平台选取了2018年12月25日至2019年1月5日期间几条关键性的新闻（关键性新闻主要指在这一期间媒体对此次舆情事件报道频次最多的新

闻），并按随机抽样的原则抽取了 400 条评论。

从网民的评论中，可以看出，虽然有少数网民认为"丁香医生"存在谋取个人利益的动机，但支持"丁香医生"、呼吁保护"丁香医生"的人身安全的网民占 26.5%。比如在 12 月 27 日权健集团发表声明称"丁香医生"的公众号内容存在不实，要求其删帖时，"丁香医生"的回复"不会删帖，对每一个字负责，欢迎来告"获得了网民 73 117 条转发和 181 470 个赞。《人民日报》发布的《网传患癌女童听信权健放弃化疗身亡 天津武清市场监管局：正在核实》一文累计 16 188 人转发，46 067 人点赞和 15 067 人评论，而点赞次数最多的评论是"支持'丁香医生'，正面刚！""这次不支持'丁香医生'，以后就真的没人站出来说话了！"这类的言论。对于权健集团的评价都是负面的，认为其给社会带来了严重的不良影响。网民对于权健的评判也主要指向权健的结局以及延伸的非法传销问题。

本研究还收集了网民对权健集团的具体评论（如表 2-5），从这些评论中可以发现，网民并不仅仅关注权健集团的结局，而且担心其背后折射出来的非法传销的问题和保健品市场的乱象。前面已经发生的类似事件，使得网民更容易产生负面情绪。

表 2-5　网民对权健集团的态度及评论信息[14]

观点类型	网民评论
权健这样的直销公司实际在非法传销	微博 @ 皇上臣妾要吃沙茶面："@ 丁香医生 今天揭露权健骗局的微博转发量过万，依然没有激起任何水花，权健只是坑害无数个家庭的直销公司之一，我看着评论里被洗脑得一塌糊涂的数百个网友，他们连同我一样，除了无助还是无助，根本找不到任何解决办法。" 微博 @ 王志安："权健的问题，根本不是什么部分商品夸大宣传的问题，而是打着直销的旗号，做着传销勾当的问题。"

---

[14]　数据来源：中国食品网，《梳理"权健事件"来龙去脉 调查结果发布后可能更需关注》，2018 年 12 月 29 日，http://food.china.com.cn/2018-12/29/content_74325554.htm，采集日期：2019 年 4 月 2 日。

续表

观点类型	网民评论
权健将保健品当医药宣传	头条号 @ 卷心菜姐姐："今天，只是披露了一个权健。中国或许还有千千万万个未被曝光的'权健'。'权健'们不死，就仍会有无数像小周某一样的生命被坑害，就会有无数家庭破产。" 微博 @ 学西委员苏东坡："不要误信保健商家的虚假宣传，保健店所提供的医疗诊断服务是超出了其营业许可范围的。" 大风号 @ 吴晓波频道："中国老百姓对保健品的热衷度从未真正淡去，不惜花高价买入保健品当药品服用，且对其效果深信不疑。"
搞权健时机特殊，背后有深层次原因	微博 @ 何夕："权健背后很可能有'无形之手'有意为之：压缩完政府手中所控制的医保费用之后，下一步就是民众手中的医疗储备费用——对民众手中医疗费用伤害最大的，就是各种死贵还没有疗效的保健品。要在这个领域开刀，就要竖一个典型，搞个大的。"

五、反思与讨论

此次舆情事件总共持续了一个月左右，其间，没有出现任何反转，网民的态度很明确，政府的行动也很迅速，作为事件方的权健后期也没有再发声，最终接受法律的审判。可以说，整个过程还是比较顺利的。即便如此，却也能发现这一事件引起了网民的热议，暴露出了很多值得关注的问题。

（一）舆情动向是人民的选择

此次舆情事件之所以能够引起如此大的反响，在于网民对事件的大力关注和推动。权健事件里面存在太多易于引发舆情的元素，如：癌症、死亡与民生相关，保健品夸大宣传与涉"假"有关，百亿帝国与"财富"相关，而这几个方面很容易引起民众情绪的爆发。[15] 对于绝大多数网民来说，权健集团损害的是社会

---

[15] 《新浪潮》杂志，"权健事件舆情观察报告"，2018 年 12 月 28 日，https://baijiahao.baidu.com/s?id=162 1095496933466592&wfr=spider&for=pc

公众的利益，甚至一部分网民本身就深受其害，因而会发表一些负面内容，为"丁香医生"声援。而且出于对事件中死亡的周某的同情，舆情也会顺势发展，一些网络大V的发声也会对网民的判断和选择产生重大影响。比如，在事件曝光初期，网民虽然倾向于站在"丁香医生"这边，呼吁政府对权健进行严查，但也有一部分网民认为丁香医生和权健是竞争关系，曝光权健集团也是为了自身的利益，而且它自身也销售保健产品，自身是否也存在问题是值得大家思考的！

当政府相关部门陆续开展各种调查和打击活动时，网民又开始更多地讨论政府的作为，赞扬政府的行动迅速，打击力度大，政府对相关非法营业场所进行惩处赢得了广大网民的好评，而对丁香医生的评论明显减少了，对权健公司也是保持了一定的冷静态度，而把所有的焦点和期望都放在了政府层面上，网民相信政府能够给社会一个满意的答复。而权健集团的相关领导受到相应的处罚后，丁香园的再次发声，再一次引起网民对丁香医生的讨论。此时，几乎所有的讨论几乎都指向了丁香园，网民们对丁香园的评论大多呈现负面态度，不少网民指出丁香园也是销售保健产品的，而且其销售的产品价格极高；认为丁香园也存在保健品传销的嫌疑。虽然我们无法知道这部分群体的属性，但他们确实将舆情焦点引向了丁香园，也就是说，网民自身的兴趣和目的导向会使其做出与自己利益一致的选择，并尽可能扩散自己的言论。因此，舆情导向在很大程度上取决于网民的选择，社会舆情使得权健最终倒塌。

（二）受害者何以被骗

对于深受权健保健产品欺骗的受害者而言，他们更多的是愤怒和绝望，因为他们受到了身体和精神的伤害。他们除了对权健倒闭表示欣慰和释怀之外别无选择，他们不能要求权健偿还之前花费的巨额保健费用，也很难要求权健对其造成的身体伤害作出赔偿。他们唯一能做的是努力让自己不再陷入同样的悲剧。因此，不得不思考，这部分受害群体到底为什么会相信这些所谓的火疗、骨疗和"神奇鞋垫"呢？这部分群体具有什么特征呢？

《我所认识的权健受害者》一文就叙述了一名受害者的境况。在文中，作者提到的受害者是一名60多岁的妇女，没什么文化，且长期生活在农村，由于氛围的原因，生病的时候邻里乡亲都会来关心她，然后给她推荐神医，也就是所谓的精通火疗的权健创始人。在这些农村中的老年人看来，一位神医任由火在身上燃烧而毫发无伤是一件很神奇的事。这种迷信和盲目崇拜的思想就使得他们相信这就是有用的保健方法，这种心理机制也会使其相信自己的身体得到了很好的治疗。文中还指出，一些痴迷者还会花钱去拜师学艺，实现自我治疗。⑯

由此，我们可以做出这样一个假设，那些受害者是一群文化素质整体不高的人，他们大多生活在农村，对信息的接触很少，而且这部分人整体偏向中老年，没有太多的积蓄和收入，因此他们无法了解更多的信息，也无法判定产品和公司的真伪，他们也缺乏一定的经济能力，很难去正规的医院接受治疗，同时因缺乏教育而无法识别产品的好坏。然而，在此次舆情事件中，基本没有涉及受害者的舆论，有的也只是受害者自己的发声，而其根本原因也在于网民认为这个群体应该是被同情的对象。但是，必须意识到的一点是，权健倒闭并不意味着就不会再有受害者，受害者自身意识的觉醒和警惕性的提高也是关键之一。太多的网民在事件发生之后袒露自己或者家人是如何受骗的，比如一位网民就回忆道："我老妈是跟我一起住在上海，2017年5月份那个山东人被老乡骗进权健火疗店，然后把我妈妈拉进去了。我妈妈天天上课，就被里面人骗着买各种产品，自己把自己当试验品，还想拉我和我姐姐去体验，我们姐妹俩非常清楚这就是传销，一直不肯去，她就一直鼓动我们，甚至大骂我们不孝，我们母女关系一直都很僵。"⑰还有一位网民论述："我爸爸大概是一年前接触权健的，那时候他瞒着家人，自己跟着几个'志同道合'的人一起去听课，然后就深信不疑地加入了权健，花七千多元搞了个会员，带回一堆乱七八糟的保健品，还说那七千多不是入会费，

---

⑯　个人图书馆，《我所认识的权健》，采集日期：2019年4月12日，http://www.360doc.com/content/18/1227/08/39430558_804746129.shtml

⑰　股城网，《我也是权健受害者 受害者人均损失数万元》，2019年1月5日，https://money.gucheng.com/201901/3627911.shtml

而是买保健品的。买回商品后，也想发展下线卖给别人啊，但是哪有那么多傻子，所以基本就是自己吃用了，还让我们也吃。"可以发现，他们其实自己已经失去了判别真伪的能力，他们只相信自己能够从权健产品获得好的治疗，在他们看来，这种治疗方法就是科学的。因此，受害者群体对自身的行为也应进行反思，必须自觉提高自身的文化水平和辨别是非的能力，他们需要的是充分利用互联网的强大功能，发现真正的科学。

（三）权健背后的保健品行业

此次事件揭露的不仅是权健集团的恶行，更是折射出整个保健品行业的问题。权健事件发生后，《人民日报》《新京报》《光明日报》等媒体纷纷从不同角度对保健品行业的乱象进行分析，同时提出整治策略。比如，《光明日报》在《整治保健品市场乱象须贯彻"四个最严"》一文中就指出，要整治保健品市场乱象，必须坚决贯彻"四个最严"要求，针对暴露的突出问题加速完善法律法规，尽快出台针对保健食品监督管理的专项条例及相关配套实施细则，真正做到有法可依；要加强保健品国家标准体系建设，确保产品质量稳定可控等。[18]《人民日报》也强调，风口浪尖上的并非权健一家，问题保健品绝非天津独有，传销乱象仍在多地肆虐[19]，必须加大保健品行业政策支持力度，促进我国保健行业的健康发展。[20] 同时，国家也对线下的保健品行业进行了全面的彻查和整顿，力图在此次事件中对整个行业进行一次清理。

---

[18]　光明日报网，《整治保健品市场乱象须贯彻"四个最严"》，采集日期：2019 年 4 月 18 日，http://news.gmw.cn/2019-01/10/content_32327132.htm

[19]　中国网食品，《权健事件舆情后续：除了权健还有哪些企业在坑人？》，2019 年 1 月 20 日，http://food.china.com.cn/2019-01/10/content_74358863.htm

[20]　人民日报，《加大保健品行业政策支持力度》，采集日期：2019 年 4 月 18 日，http://finance.people.com.cn/n1/2019/0306/c1004-30960166.html

互联网时代下的"真相困境"

——针对"熊猫血多抽"舆情事件的反思

一、前言

　　2019 年四月初，一场以"熊猫血多抽"为核心的事件再现舆情波澜。回顾事件的发展过程，舆情源自视频博主"@澎湃之音"的一篇题为"女学生因血型罕见被强行多抽一百毫升"①的微博，几经转折，对事件的真实情况，网友质疑声重重。该微博表示，一名大三女生在与好友一同献血的过程中，被发现其血型为号称"熊猫血"的罕见血型，工作人员建议其多捐血，该女生以自身身体瘦弱为由拒绝了此提议，但最后发现工作人员仍私自强行多抽取了 100ml 血液。此后，随着主流媒体和当事方的介入，事件开始出现反转，一方面，涉事血站称该微博所述情况与事实有诸多不符；另一方面，当事女生出面澄清，表示该微博将自己的经历进行了虚假描述，不希望公众对无偿献血工作产生误解。总体而言，此次舆情事件由于涉及罕见血型和献血人员的违规操作，迅速触及了大众的敏感神经，形成激烈的讨论，虽然当事血站和献血女生都进行了一定的澄清，但舆论负面情绪仍较为突出，网友不仅对我国献血工作的"黑色内幕"口诛笔伐，还通过自身糟糕的献血经历控诉相关人员的道德品质。

---

① 新浪微博，"@澎湃之音"，采集日期：2019 年 5 月 1 日，https://weibo.com/xiresuonan。

美国新闻评论家沃尔特·李普曼（Walter Lippman）对公众舆论有很深的洞察。他强调"虚拟环境"和"刻板印象"的决定性作用，指出"人们的虚拟环境，世界在他们内心形成的图像，是他们的思想、感情和行为中的决定性因素"[②]。新闻事件也遵循着这样的逻辑塑造着公众舆论。的确，大众传播媒介在信息繁冗的当下成为信息获取、提炼的关键渠道，它通过制造一种虚拟环境引发群众热烈讨论并形成独特的舆情特征，但相关媒介能否做到客观公正、不偏不倚，让人十分存疑。而且，新闻事件的主要参与者，即当事者、媒体和公众，都通过自身不同的影响力"塑造"着事件本身，使得真相的呈现趋于曲折困难，大众舆情也越发偏离真相本身。此次的"熊猫血多抽"事件便是典型案例。为什么"@澎湃之音"的一条微博能引起舆情热潮？为什么这一虚假报道在经过澄清后仍无法化解网友的愤愤之声？这是值得关注的问题。

因此，本文以"熊猫血多抽"事件为研究案例，围绕以上两个问题，进一步探查大众传媒时代影响舆情走向的主要因素。本文的思路大致如下：第一，本文将呈现"熊猫血多抽"事件的具体发展进程和舆情生命周期；第二，本文将对研究框架和抽样设计进行说明；第三，本文将分别从"熊猫血多抽"事件的舆情发展概况和主要参与者的行动、情绪特征几方面切入，对该事件传播过程中存在的"真相困境"进行成因分析；第四，本文将结合李普曼对公众舆论的研究进一步分析"熊猫血多抽"事件中网络舆情背后的形成逻辑。

二、"熊猫血多抽"事件舆情生命周期

本研究以"熊猫血"为关键词归纳和分析与此相关的系列舆情生命周期，数据来源于上海开放大学信息安全与社会管理创新实验室数据采集系统和新浪微热点媒体传播大数据应用平台，采集时间段为 2019 年 3 月 31 日至 2019 年 4 月 7 日。

---

② 沃尔特·李普曼：《公众舆论》，上海人民出版社，2016 年，第 18 页。

（一）舆情事件的总体发展趋势

在采集时间段中，网络舆情搜索指数出现了大约 4 次峰值，波动较大，其中最高峰出现在 4 月 2 日深夜至 4 月 3 日凌晨这一时段，热度指数达一万以上。从中可发现两点特征：一方面，舆情数据的峰值与"熊猫血多抽"事件相关报道进展的时间大致吻合，体现了新兴媒体、传统媒体和当事方对此次舆情事件的重要引导作用，以及公众对此事件之关注程度；另一方面，舆情搜索指数的最高峰出现时间与"@头条新闻"的一条相关微博发布时间贴近，而在 4 月 1 日 "@澎湃之音"最先曝光该事件时舆情搜索指数未产生较大波动，这体现了主流媒体在引发网络舆情事件热度方面的重要作用。具体情况见图 2-17。

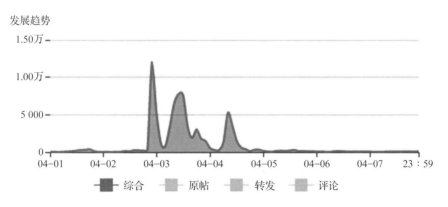

图 2-17　"熊猫血多抽"舆情事件的搜索指数变化趋势图[③]

（二）舆情事件的网络关注热点

微博热词主要展现微博网友对新闻事件的关注焦点及其重视程度。图 2-18 是本次事件的微博热词图，图中热词自身大小是其出现频率的体现，面积越大表示微博网友对该方面给予了更多关注。本研究以"熊猫血"为关键词，从

---

③　数据来源：上海开放大学信息安全与社会管理创新实验室数据采集系统，采集日期：2019 年 4 月 25 日。

图 2-18 可见，微博网友对"献血""血型""小倩""100 毫升"等方面最为关注，这体现了在此次"熊猫血多抽"舆情事件中，微博用户讨论的焦点集中于两方面，其一是当事人小倩具有罕见血型，是"熊猫血"；其二是小倩在献血过程中被血站工作人员私自多抽取 100ml 血液。

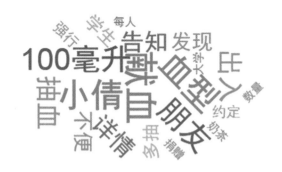

图 2-18　以"熊猫血"为关键词的微博热词④

（三）舆情事件的情感特征分析

本研究通过上海开放大学信息安全与社会管理创新实验室的"鹰击"系统和新浪微热点媒体传播大数据应用平台，以"熊猫血"为关键词对微博平台中的公众情绪信息进行了数据采集，具体情况可见图 2-19 和图 2-20。

从图中可见微博网友对"熊猫血多抽"事件态度的两点主要特征是：第一，据图 2-19，在此舆情事件的持续发酵过程中，负面情绪占 46.07%，比例最高，这表示了微博网民对此事件有着较为消极的看法与态度；第二，随着此事件的发展，负面情绪皆会相应产生波动并且几次峰值存在轻微上升的趋势，从中可以见到，尽管在事件进程中存在转折，但并未对微博网友的消极情绪产生影响。

通过对"熊猫血多抽"舆情事件中微博网民情绪的考察，本文主要以负面情

④　数据来源：上海开放大学信息安全与社会管理创新实验室数据采集系统，采集日期：2019 年 4 月 25 日。

绪作为测量对象,原因主要有以下两点:第一,由于"熊猫血"这一关键词本身带有积极含义,故以该关键词收集的微博网民的正面情绪中存在一定程度上不适用于此次事件的部分,此部分较难区分和说明;第二,本文主要围绕缘何"熊猫血多抽"舆情事件的真相在澄清后仍无法消弭公众质疑这一问题展开,故相较于正面情绪,微博网友的负面情绪走势对解释该问题更为契合。

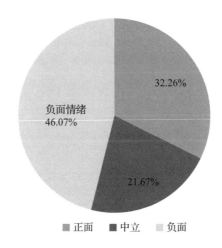

图 2-19 "熊猫血多抽"舆情事件的微博情绪类型图[5]

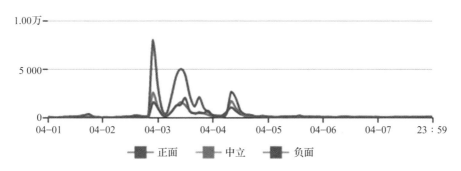

图 2-20 "熊猫血多抽"舆情事件的微博情绪走势图[6]

⑤ 数据来源:新浪微热点,关键词:熊猫血,采集日期:2019 年 4 月 8 日, http://www.wrd.cn/goEmotionSearch. shtml
⑥ 数据来源:上海开放大学信息安全与社会管理创新实验室数据采集系统,采集日期:2019 年 4 月 25 日。

三、研究设计

如前文所述，社会事件向公众传播的过程并非直接、明晰的，而是存在着诸多变量，它们的存在使得网络舆情事件常常陷入"真相陷阱"之中：一方面，各类传播媒介垄断着绝大部分的大众信息来源；另一方面，"现实真相"不等于"想象真相"，即公众有着自己更愿意相信的"真相"，他们对这种"真相"的追求将进一步导致公众对真正的事实的偏离。

（一）研究框架

为进一步探析网络舆情事件中的"真相困境"，本文将公众对事件的舆论态度作为因变量，将传播媒介的报道和公众刻板印象作为自变量。自变量选择的依据是李普曼在《公众舆论》中的观点——他将影响公众舆论的主要因素概括为"虚拟环境"和"刻板印象"两类。其中，"虚拟环境"主要是由各种新闻供给机构提供给人们的、帮助人们了解亲身感知以外的事物的工具[⑦]；另外，"刻板印象"表示人们对待特定事物所持有的固定化、简单化的观念和印象，通常伴随着对该事物的价值评价和好恶感情，包括公认的典型、流行的样板和标准的见解。[⑧]

简言之，以上两种因素很大程度上充当着社会事件与公众舆论之间的中介性变量，每个人的行为都不是基于直接而确凿的知识和事件，而是别人给他或他自己制作的图像。[⑨]新闻事件传播最理想的路径是在事件本身和公众之间搭建起直接了解的渠道，但在信息内容高度复杂、数量极其庞大的互联网时代这难以实现，所以媒体对"虚拟环境"的塑造和公众自身的"刻板印象"便成为这一过程

---

⑦ 沃尔特·李普曼：《公众舆论》，上海人民出版社，2016年，第18页。

⑧ 同上书，第63页。

⑨ 同上。

中的重要变量，它们通过塑造出"想象真相"使得公众舆论与"真实真相"越发偏离，造成事件呈现的"真相困境"。借"熊猫血多抽"事件的网络舆情发展过程，本文将这种"真相困境"的发生机制总结如图2-21。

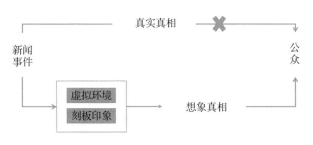

图2-21 **"真相困境"的形成机制图**

（二）抽样设计

通过对"熊猫血多抽"网络舆情事件发展状况的梳理，本文发现上述两种中介变量仍具相当大的现实的影响力，尤其是微博网友对我国医疗系统的固有刻板印象极大地影响了事件的整体舆论倾向。所以，本文将此次事件中微博网友的消极情绪作为主要测量对象，旨在以此说明真相在向大众传播的过程中是如何被扭曲的。具体而言，本文将抽样思路设计如下：

1. 样本选取

本研究以"熊猫血多抽"事件为抓手，考察新闻事件在传播过程中的"真相困境"。该事件自曝光以来经历了由传谣到辟谣的反转，事件真相在相关媒体的跟进中步步完整显露，但是微博网友的舆情态度似乎并未回归理性，负面情绪反而越发凸显。所以本文挑选该事件中引发主要转折的微博，采集网友的评论内容并进行有针对性的情绪测定、分析。

具体而言，本研究以"@袁雨茜茜茜"在4月2日早上和"@头条新闻"在4月2日晚上、4月3日发布的相关微博为切入点，将其下的所有评论作为样本总体进行抽样和分析。其中，第一条微博内容主要是以当事方的身份告知公众所谓"熊猫血多抽"实为谣言[10]；第二条微博内容主要是通过发布献血站工作人员的采访录音向公众展示"熊猫血多抽"有造谣嫌疑，但并未告知详情[11]；第三条微博公开了当事方的献血记录并指明"熊猫血多抽"事件纯属谣言，配文皆为杜撰[12]。之所以选择这三条微博，有三方面的原因：第一是因为"@袁雨茜茜茜"为当事方，其发布的微博对事件真相的还原具有关键作用；第二是因为"@头条新闻"自身的广泛影响力，它每日都播报全球各类重要资讯、突发新闻并拥有高达5 324万的粉丝数量，其发布的两条微博本身具备较高的关注度，自其发布以来，4月2日的微博收获了30 687次点赞量、10 690次转发量和31 383条评论量，4月4日的微博收获了294条点赞量、92次转发量和475条评论量；第三是因为据上海开放大学信息安全与社会管理创新实验室的"鹰击"系统收集的信息，"@头条新闻"是此次舆情事件中在活跃度排名和影响力排名都位居第一的重点博主。

2. 抽样过程

本研究具体的抽样过程按如下步骤展开：首先，本研究将所抽取的网友评论内容进行分类，形成关于"熊猫血多抽"事件的舆情态度分类表（具体见表2-6），其中将网友态度倾向分为正面、中立、负面三类。其次，因为网友评论数量较大，本研究按一定的抽样系数、以等距抽样方式对评论进行抽样和归类，并计算各类型评论在样本中的占比。随后，本研究对比所抽取的三条微博评论的舆情特征，以反映微博网友的总体态度倾向及其变化。另外，由于本文主要通过公众对"熊猫血多抽"事件的批判态势来分析网络舆情事件中真相呈现的困境，所以本文对微博网友负面情绪中不同表现类型的数量进行了单独收集，以了解其占比。

---

[10] 新浪微博，"@袁雨茜茜茜"，采集日期：2019年5月1日，https://weibo.com/5852735953/HnN6mehpl?filter=hot&root_comment_id=0&type=comment#_rnd1557405491749

[11] 新浪微博，"@头条新闻"，采集日期：2019年5月1日，https://weibo.com/1618051664/HnOfthtcq?type=comment

[12] 新浪微博 "@头条新闻"，采集日期：2019年5月1日，https://weibo.com/1618051664/Ho2aI3PCa?filter=hot&root_comment_id=0&type=comment#_rnd1557405483374

表 2-6 "熊猫血"事件舆情分类表 [13]

舆情态度	表达形式
正面	a. 相信"熊猫血多抽"事件纯属造谣，对医方表示同情
	b. 通过自身较好的献血经历维护医方形象
	c. 运用表达正面情绪的表情、标点符号、俗语、"颜文字"等
中立	a. 言论无关于"熊猫血多抽"事件
	b. 提出疑问，希望进一步了解真相
	c. 运用无明显情绪倾向的表情、标点符号、俗语、"颜文字"等
负面	a. 仍对真相保持怀疑，就事论事表达对医方的批判
	b. 越过"熊猫血多抽"事件本身，通过自身对医方的刻板印象表达批判
	c. 运用表达负面情绪的表情、标点符号、俗语、"颜文字"等

具体来说，针对"@袁雨茜茜茜"和"@头条新闻"于 4 月 2 日和 4 月 4 日发布的微博，本文根据其评论数量分别设定抽样系数为 4、300 和 4，共抽取到评论 119 条、105 条和 119 条。最后值得提及的是，因为微博评论中存在一些无效评论，如 @其他人、涉及无关微博主题的内容等，所以在抽取到此类评论时，本研究通常过滤掉此类评论直接抽取下一条评论，并继续以同样方式进行样本抽取。

四、"熊猫血多抽"事件中"真相困境"的成因分析

（一）"熊猫血多抽"事件舆情发展概况

1. 总体舆情表现

通过搜集微博网友评论，本研究将网友关于"熊猫血多抽"事件的评论

---

[13] 数据来源：新浪微博，"@头条新闻"和"@袁雨茜茜茜"，采集日期：2019 年 5 月 1 日，https://weibo.com/1618051664/HnOfthtcq?type=comment、https://weibo.com/1618051664/Ho2aI3PCa?filter=hot&root_comment_id=0&type=comment#_rnd1557405483374 和 https://weibo.com/5852735953/HnN6mehpl?filter=hot&root_comment_id=0&type=comment#_rnd1557405491749

态度分为正面、中立和负面三类。此外，本研究进一步据评论的表达形式和所表达内容对这三种情绪进行了细分。"熊猫血多抽"舆情分类情况具体可见表2-6。

2. 舆情态度变化趋势

通过对三条微博评论的抽样过程，本文将此次"熊猫血多抽"事件的具体舆情态度特征总结如图2-22、图2-23所示。具体而言，据图2-22可知，在"@袁雨茜茜茜"对此事件进行事实澄清之后，微博网友的情绪并未如预期般回归理性，反而呈现越发趋向负面化的特征。第一，微博网友的正面和中立情绪都逐渐下降，而负面情绪接连上升；第二，微博网友的主要情绪也发生相应改变，由正面情绪为主变为负面情绪突出，并呈现更加极端化的舆情特征，至4月4日为止，负面情绪占比由36.13%上升至64.71%。

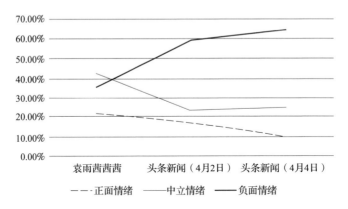

图2-22 "熊猫血多抽"事件微博评论的情绪特征及其变化图[14]

---

⑭ 数据来源：新浪微博，"@头条新闻"和"@袁雨茜茜茜"，采集日期：2019年5月1日，https://weibo.com/1618051664/HnOfthtcq?type=comment、https://weibo.com/1618051664/Ho2aI3PCa?filter=hot&root_comment_id=0&type=comment#_rnd1557405483374 和 https://weibo.com/5852735953/HnN6mehpl?filter=hot&root_comment_id=0&type=comment#_rnd1557405491749

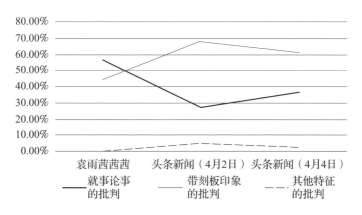

图 2-23 "熊猫血多抽"事件微博评论中负面情绪特征及其变化图[15]

另外，据图 2-23 可知，微博网友对此次事件的批判态度逐渐脱离事件本身，呈现出凭刻板印象批判、为批判而批判的特征。第一，在 "@袁雨茜茜茜" 对真相进行澄清后，总体上微博网友带刻板印象的批判呈现上升趋势，而就事论事的批判呈现下降趋势；第二，在占比上，微博网友带刻板印象的批判由 44.19% 上升至 61.04%，成为负面情绪的主要构成部分，而单纯就事论事的批判由 55.81% 下降至 36.36%，影响减弱。

（二）"熊猫血多抽"事件舆情主体参与特征

"熊猫血多抽"舆情事件中主要存在四个参与主体，即个别网络大 V、主流媒体、事件当事方和网络公众。他们各自有着不同的发声方式和影响力，共同推动着该事件的反转和发酵。在此部分，本文旨在通过梳理各参与主体的行动特征，呈现"熊猫血多抽"舆情事件较为完整的舆情生态，为回应研究问题提供现实支撑。

---

[15] 数据来源：新浪微博"@头条新闻"和"@袁雨茜茜茜"，采集日期：2019 年 5 月 1 日，https://weibo.com/1618051664/HnOfthtcq?type=comment、https://weibo.com/1618051664/Ho2aI3PCa?filter=hot&root_comment_id=0&type=comment#_rnd1557405483374 和 https://weibo.com/5852735953/HnN6mehpl?filter=hot&root_comment_id=0&type=comment#_rnd1557405491749

1. 个别网络大 V：谣言制造者

"熊猫血多抽"舆情事件中的网络大 V 以"@澎湃之音"为代表。

本文将其具体行动特征总结如下：第一，"@澎湃之音"于 4 月 1 日上午 9 时左右发布一条微博，描述了自己在网上看到的一则关于大三学生小倩因被发现是"熊猫血"而被血站私自多抽血的情况，首次将该事件带入公众视野，引发公众讨论，该微博获得 1 136 次转发和 4 717 次评论；第二，"@澎湃之音"在文字之外配有三张图片以提升其内容可信度，其中第一张显示护士正为小倩抽血，第二张显示小倩最后的献血量为 300 毫升，第三张是小倩本人的图片，显示其体型的瘦弱；第三，"@澎湃之音"的发文内容存在较明显的倾向性的、诱导性的表述，如"如果总是这样，那以后谁还来无偿献血""这名护士看到是罕见血型，为了业绩所以强行多抽志愿者的血，这个行为真的很过分"等[16]。

"熊猫血多抽"舆情事件体现出了互联网时代舆论发展的新特征——互联网使得舆论复杂性进一步提升，任何人都可以通过互联网平台传播信息，这在降低信息真实性的同时还存在信息发布者用自己的观点影响大众的可能。以"@澎湃之音"的微博为例，一方面其所发布内容失实，利用一名大学女生正常献血的经历，向大众编造了一个虚假的故事，博取大众眼球；另一方面其还利用言语诱导舆情态势发展，通过突出献血女生的弱势无辜、恶意抹黑献血站形象，诱导微博网友对此事件的态度倾向，如图 2-22 所示，微博网友的负面情绪突出。

2. 当事方：事实诉清者

当事方是网络舆情事件中的直接参与主体，他们亲历了事件的全过程，对事件真相的还原理应最具发言权，他们可以借助网络发声，推动舆论回归理性。但在"熊猫血多抽"网络舆情事件中，微博网友情绪并未因献血女生"@袁雨茜茜茜"的澄清而发生态度倾向上的明显转折。

具体而言，"@袁雨茜茜茜"于 4 月 2 日对网上的不实信息进行了澄清，表

---

⑯　新浪微博，"@澎湃之音"，采集日期：2019 年 5 月 1 日，https://weibo.com/xiresuonan

示自己在接到涉事血站的电话后才知晓此事的影响力,并且重点提及"@ 重之道 2""@ 澎湃之音"和"@ 司天钦 Gosta",指出他们存在造谣、煽动舆论的嫌疑。"@ 袁雨茜茜茜"所发布微博的主要内容有:第一,自己在献血时已开始工作,而非大三女生;第二,自己的血型并非罕见的"熊猫血";第三,自己对献血量为 300ml 知情,献血站并未私自多抽取血液[17]。

从"@ 袁雨茜茜茜"的微博内容看,当事人对该事件中易诱发公众负面情绪的敏感内容进行了逐一回复,"熊猫血多抽"一事纯属造谣几乎已成定论。但是反观微博网友反应,却并未如预期般回归理性——虽然在"@ 袁雨茜茜茜"所发布的微博下以网友正面情绪为主,且负面情绪中也以就事论事进行批判的方式为主,但是在随后舆情发酵的过程中,微博网友评论的情绪特征越发向负面化偏移且很多是通过自身糟糕的献血经历、认为医方形象值得怀疑等刻板印象来进行负面情绪的表达。有网友表示,"先别说这事是否是谣言,我自己上大学时鲜血就被多抽过 200cc。人们的善良之心就是被无良的东西给搞没的"[18],并表示自己在多献血之后晕了一周,非常愤怒;有一部分网友则对无偿献血一事提出了质疑,认为献血对于献血者来说是无偿的,可给病人使用是收费的,"对于你们是献爱心,他们是在做生意"在热评区得到了 3 万网友的点赞;此外还有网友担忧血液可能会被不法分子利用[19]。

由此可见成见在公众舆论形成过程中的重要作用,它有力支配着公众的注意力和想象力,人们更愿意相信他们想要相信的,而非现实的真相。所以,在网络舆情中,真相之所以扑朔迷离,不仅在于较低的造谣门槛和成本,还在于即使真相摆在公众面前,公众囿于成见,仍只相信自己愿意相信的"想象真相"。

---

[17] 新浪微博,"@ 袁雨茜茜茜",采集日期:2019 年 5 月 1 日,https://weibo.com/5852735953/HnN6mehpl?filter=hot&root_comment_id=0&type=comment#_rnd1557405491749

[18] 新浪微博,"@ 绿野牧蛇者",采集日期:2019 年 5 月 1 日,https://weibo.com/1618051664/HnOfthtcq?type=comment

[19] 观察者网,《熊猫血学生献血被强行多抽?网友:被强行说服的感觉真的很糟糕》,2019 年 4 月 3 日,https://www.guancha.cn/politics/2019_04_03_496241.shtml

3. 主流媒体：事实追踪者

从综合角度看，主流媒体是"承担重要的宣传任务和功能，覆盖面广，品牌性强，影响力大的强势媒体"[20]。本文主要以"@头条新闻"作为其代表。

具体而言，在"@袁雨茜茜茜"发微博澄清真相后，"@头条新闻"紧随其后，主要从涉事血站的角度发布了两条微博进行跟进报道，其中第一条对引爆舆论热点起到了决定性作用，使微博网民的讨论进一步聚焦。4月2日的这条微博提供了涉事血站负责人的录音文件，录音中该负责人表示："是我们血站，但具体情况是什么样我们要找到当事护士来核实……她现在出去采血去了，这个网友说的确实是不准确的……到时候再说吧。"[21]在录音中该负责人虽否认了血站的违规操作但态度并不坚决，反而给公众留下诸多怀疑空间。4月4日的微博则指向明确，该条微博通过公开涉事血站留存的无偿献血者档案的图片证实了"熊猫血多抽"一事的虚假性。对此，涉事血站表示："该博主发出的微博存在诸多事实不符，除了配图是当事人发出，配文纯属杜撰。"[22]此外，郴州市中心血站有关负责人介绍，"稀有血型在初筛阶段是无法检测出来的，不存在当班护士因她是稀有血型而临时要求她多献血，造谣微博本身就有漏洞[23]"，为此次舆情事件最终定论。

基于"@头条新闻"发布的微博内容，"熊猫血多抽"网络舆情事件确系以"@澎湃之音"为代表的网络大V造谣的结果。微博网友似乎并不买账，在事件当事方"@袁雨茜茜茜"澄清真相之后，微博网友情绪的负面化倾向呈现较明显的极化特征。

主流媒体凭借在公众中的强大影响力，不断为公众塑造着感知复杂社会生活

[20] 王国庆：《中华新闻报》，2001年11月3日。

[21] 新浪微博，"@头条新闻"，采集日期：2019年5月1日，https://weibo.com/5852735953/HnN6mehpl?filter=hot&root_comment_id=0&type=comment#_rnd1557405491749

[22] 新浪微博，"@头条新闻"，采集日期：2019年5月1日，https://weibo.com/1618051664/Ho2aI3PCa?filter=hot&root_comment_id=0&type=comment#_rnd1557405483374

[23] 知乎，"健康中国"，《【谣言】如何看待网传熊猫血学生被强行多抽100毫升？》，2019年4月4日，https://www.zhihu.com/question/318613354，采集日期：2019年5月1。

的"拟态环境",在很大程度上塑造了所谓的"热点事件",从这方面看,正如李普曼所说的,今天的新闻界是由新闻界加以组织的。但是热点形成后,新闻界在引导公众舆论态度上的影响力却仍受限,即新闻界主要影响着公众舆论关注的内容,而成见则影响着公众对已然形成的热点的情绪。正如此次"熊猫血多抽"网络舆情事件中所呈现的微博网友舆情走向,即使该事件在短短几天内便经历了由传谣到辟谣的反转,但这对公众态度的影响并不明显,他们对"想象真相"的看重可能远高于"真实真相"。

五、反思

通过对"熊猫血多抽"事件网络舆情特征的分析,本文期望以微博网友情绪特征与事件演变轨迹的偏离为切入点,呈现互联网时代下"真相困境"的形成机制。

公众难以直接接触新闻事件本身已是公认的事实。互联网时代具有信息传播迅速、内容繁多的特征,公众难以直接获取所有信息,所以传播媒介便充当了信息源与公众之间的中介,这使得新闻事件在向公众传达过程会形成两种不同类型的"真相",即"真实真相"和"想象真相"。其中,"真实真相"代表新闻事件的所有事实情况;"想象真相"代表经传播媒介筛选过的、公众想要知道的真相,"虚拟环境"和"刻板印象"是造成两种真相相背离的主要影响因素。

"真相困境"的产生,一方面是因为互联网时代下公众越发难以直接获取新闻事件的相关事实,新闻事件往往是通过大众传媒塑造的"虚拟环境"来向社会公开的;另一方面是因为在了解"真实真相"之前,公众受各自刻板印象的影响会在内心形成他们想要知道的"想象真相",这极大地影响了他们对新闻事件的判断。此外,公众对相关专业知识的缺乏,也使得他们难以拨开迷雾,发现真相。简言之,大众媒体想要公众相信什么,以及公众想要相信什么,成为影响舆情走向的关键因素。所以,一个备受关注的新闻事件往往都处在复杂的社会生态环境中，新闻事件的当事者、媒体和公众都不断通过自身不同的影响力"塑造"着事件本身，使"真实真相"的呈现趋于曲折困难，大众舆情也越发偏离埋性，偏离"真实真相"本身。

经过对"熊猫血多抽"事件舆论发展情况及各主体参与情况的分析，可以较清晰看到微博网络舆情向负面化倾斜，尽管在证明此事件确属造谣后，公众情绪仍未回归理性，反而呈现进一步指责医方的极化现象。这值得我们进一步反思，在互联网时代，事件的"真实真相"和公众愿意相信的"想象真相"间的隔阂仿佛越发扩大，这使得整体舆情生态陷入"真相困境"之中。那么"真相"究竟是什么？应该到哪里寻找"真相"？对此，本文认为要破除"真相困境"，关键要在"想象真相"形成之前阻断公众偏离"真实真相"道路的机会，引导公众在"真实真相"所提供的信息中做出判断，形成尽可能理性客观的网络舆情。在此过程中，网络舆情事件中的各参与主体都应当肩负各自的责任。

（一）当事方：敢于发声，及时发声

当事方是社会事件最直接的知情人，也是对社会事件最有话语权的人。当事方就事件本身发声，有利于从源头上限制"真相困境"问题的发酵：第一，这有助于防止其他大众传媒在对事件进行二次传播的过程中可能存在的信息缺失或曲解问题，填补网络"虚拟环境"中的内容空白；第二，这有助于帮助公众了解事件的"真实真相"，排除刻板印象，保持客观理性的分析态度。基于当事方在社会事件发展过程中的重要作用，为在初始阶段遏止"真相困境"问题的产生，当事人一方面需要主动、勇敢地通过网络等高效的信息传播方式向公众还原事件的"真实真相"；另一方面当事人需要及时发声，防止公众在不明就里之时凭自身刻板印象对事件进行想象，甚至在"真实真相"得到呈现后仍对之保持无端怀疑。

（二）大众传媒：实事求是，多元呈现

互联网时代，大众传媒是信息传播的主要参与者，它们一方面为公众获取信

息提供了广泛来源，另一方面也是塑造信息"虚拟环境"的关键，主导了公众所能接触到的信息内容。基于大众传媒在社会事件传播过程中的重要作用，为了避免网络舆论反复陷入"真相困境"的循环中，它们不仅需要秉持实事求是的态度进行信息甄别、内容编辑，避免谣言的扩散，还要注重对事件进行多角度报道，防止将公众舆论引入片面、极化的轨道。

（三）公众：跳出"局内"，理性发声

社会公众是网络舆情的塑造主体，"虚拟环境"和刻板印象两方面因素通过对他们的影响使"真相困境"问题持续发酵，具体如下。

第一，公众在大多情况下都处于被动位置，需要通过各类大众传媒获知关于社会事件的相关消息，他们只能选择在既定的"虚拟环境"中寻求事实；第二，公众自身有着对社会事件不同的刻板印象，这使得他们会就已知信息发出带偏向性的个人观点，甚至在"真实真相"呈现后仍坚持己见、难以回归理性的分析态度。基于公众对网络舆情的关键形塑作用，为尽可能避免"想象真相"对"真实真相"的偏离，公众首先需要排除偏见，保持冷静理性的态度分析事件，听多方陈述，更全面地了解实情，避免因一时受情绪的蒙蔽而妨碍对真相的思考和问题的解决；另外，公众应思考自己发声的目的是什么，在这个事件中是为了使献血程序更合理，献血者得到保护、病人得到救助吗？可若不作判断地跟风发声，很可能会导致公众情感被消费、大家不愿轻易献血，而与最初的目的相背离。因此，公众应尽可能使自己的发声有理有据，而非盲目受刻板印象的诱导，成为谣言的助推者。

当健康与绩效的天平倾斜时

——网易裁员事件背后的"隐性健康权利"分析

一、前言

纵观近年来的国内医疗舆论场，成为"爆款"话题的公共卫生事件往往是能最大限度地激起国人群体性恐慌的事件。危机事件越是能够消解自我与他者的边界，令人们直观地意识到其严重性，便越容易受到人们的关注。因而，最引人瞩目的一般是可能对人们的健康产生直接影响的危机，如：会造成社会公众健康严重损害的重大传染病疫情、不明病症、职业损伤和医疗事故等。近年来，医疗舆论场中出现了一种新的趋势：人们对于"隐性健康权利"的重视程度正逐渐提高。

健康权利是指自然人应当拥有保持生理、心理和社会适应的良好状况不受侵害的权利，具体包括知情权、维护权、恢复权和依法受助权。但健康权的标的概念"健康"是抽象的、主观的、变化的，这使得各国在对于公民健康权的保障过程中更重视显性侵害会给人们带来的影响。"隐性健康权利"正是在这种社会实践与司法实践中诞生的新概念。它是一种偏向于权能的权利，即：并不要求公民健康权利的绝对实现，只表明健康权利具有实现的现实可能。它的提出是对于已有健康权利概念的补充。长期以来，各国在司法实践中更注重维护公民的器质健康与生理健康不受非法侵害，往往忽视了一些会潜在地侵害公民健康权利的因素，如：超额劳动、情绪性暴力、污染、集体性恐慌等。这些隐性侵害让人们对于隐性权利越发看重。随着社会发展与观念进步，"隐性健康权利"逐渐成为社会各界所关注的议题。

2019 年 11 月 24 日晚间，一篇名为《网易裁员，让保安把身患绝症的我赶出公司。我在网易亲身经历的噩梦！》的文章在各大社交网站上引起热议。这篇文章对于自己在网易就职期间的悲惨遭遇进行了全面详尽梳理。作者自述在职期间受到了一系列不公正待遇，包括长期超额劳动，绩效评级与实际工作情况不符，患病后公司采用多种方式要求他自行离职以避免"N+1"离职赔偿，其间，"亲身经历逼迫、算计、监视、陷害、威胁，甚至被保安赶出公司"。推文在微信朋友圈得到广泛传播，不到一日，阅读量便突破十万。之后更是登上了知乎热议榜与微博热搜，在贴吧等论坛式社交平台也受到众多关注。随着舆情发酵，网易公司迅速地做出了回应，并在 11 月 29 日与当事人达成和解。

事件得到了解决，但它向社会抛出的两个问题却依然振聋发聩。当劳动成为摧残劳动者身心健康的刑具时，我们应该何去何从？在庞大的资本势力面前，我们要如何维护健康权这项基本却脆弱的权利？时至今日，这些问题仍是在医疗舆论场里徘徊不去的幽灵。本文拟以"隐性健康权利"为切入点，试探究此次事件的舆情波动特征，并为各方行动者进行对策分析。

二、网易裁员事件始末 [①]

（一）"J" 的漫长维权之路

早在 2019 年 10 月 20 日，"J" 便建立了个人公众号"你的游戏我的心"，并发布多篇推文。在文中，他替自己以及有类似遭遇的同事鸣不平。

11 月 23 日，"J" 在个人公众号"你的游戏我的心"上发文《网易裁员，让

---

① 新浪财经网，采集日期：2020 年 5 月 18 日，http://www.nbd.com.cn/articles/2019-11-24/1388634.html

保安把身患绝症的我赶出公司。我在网易亲身经历的噩梦！》。这篇文章对作者自己的悲惨遭遇进行了全面详尽梳理。作者自述：2014 年从上海交通大学毕业后入职网易游戏事业部，在职期间受到一系列不公正待遇，包括自己的绩效评级与实际工作情况不符，患病后被公司采用多种方式迫使离职，以避免"N+1"离职赔偿等。推文受到众多关注。

11 月 24 日晚间，网易公关部对腾讯《深网》回应：公司从集团层面安排了专项小组，已经进行了解核实。核实情况需要一点时间，但可以明确的是：员工健康当前，公司所有的支持和关怀都不会因员工离职而终结。

11 月 25 日，网易公司公开表示，在当事员工申请 3 个月病假期间，公司按时发放了病假工资，并在 9 月 19 日一次性给予其"N+1"的补偿。在公开声明中，对于当事人的控诉，网易表示："反思我们的沟通和处理过程，相关人员确实存在简单粗暴、不近人情等等诸多不妥行为。"

11 月 29 日下午，网易发布公告再次致歉，并表示双方已经达成和解。"J"也在公众号上对事件进行了回应，他表示，这几天，网易高层几次联系他，当面做了很诚恳的道歉、沟通和慰问。目前，他和网易已经达成了和解：双方一致同意，放下争议，共同去关注"眼下最重要的事情"。

在维权成功后，"J"先前用于维权的社交网络账号基本处于废止状态。这标志着本次事件得到了较为妥善的解决，事件逐渐退出舆论场，消失在人们的视线中。

（二）网易专项调查组报告

根据网易的调查报告，本文将此次事件分为四个阶段：协商阶段、申诉阶段、赔偿阶段与曝光阶段。

协商阶段开始于 2019 年 3 月底，网易游戏天下事业部在进行 2018 年下半年绩效考核沟通时，告知员工 J 此次绩效考核结果为 D，其 2018 年上半年绩效考核结果为 C。根据此结果，J 的主管和 HR 确认其工作能力已不能胜任当前工作，遂作出与之解除劳动合同的决定，并提出可给予其 1 个月时间作为缓冲期。4 月 10 日—4 月 23 日，HR 先后与 J 进行了四轮沟通，沟通内容为与其解除劳动合同的相关事宜和补偿方案，双方未达成一致。

申诉阶段开始于 2019 年 4 月 22 日，J 以邮件方式就其 2018 年下半年绩效考核结果发起申诉。绩效发展组收到申诉后，在约定时间里，邀请 J、J 的主管及相关 HR 展开三方会谈，就其工作量和工作质量等问题进行了沟通。J 的主管认为，J 在工作量和工作质量等方面存在问题。5 月 13 日 20 时 56 分，HR 通过电子邮件的方式向 J 发送了解除劳动合同的协议文件。5 月 15 日，J 通过公司 OA 系统，补交了自 5 月 13 日至 6 月 13 日的病假申请。这是公司首次知晓其患病的具体情况。

其后直至 2019 年 8 月 18 日，J 一直通过公司 OA 提交病假申请，所有申请主管与 HR 均予以批准。HR 多次尝试与之联系和沟通，未果。8 月 18 日 22 时左右，J 通过邮件方式，向网易数名高管提起期望留在网易的诉求。8 月 19 日，J 结束病假返回公司，网易 HR 与其做当面沟通，了解其详细病情和诉求。J 提出了希望公司不要开除他的诉求。

赔偿阶段开始于 9 月 3 日，公司 HR 提出补偿及关怀方案：在"N+1"补偿方案的基础上，公司将在其离职后，每月继续额外无条件提供等同于其月基本工资的关怀金，直到一年后原劳动合同到期，并与其约定回复时间为 9 月 6 日。9 月 6 日 11 时，J 再次通过 OA 系统提交病假申请，其主管予以批准，但在约定时间，并未获得其关于补偿方案的答复。

9 月 9 日，HR 与 J 进行了新一轮的当面沟通。J 表示不接受补偿方案。HR 宣布启动与其单方面解除劳动合同的决定，并当面递交单方解除劳动合同通知书。在劝说 J 自行整理个人相关物品被拒后，公司保安开始回收其电脑等公司财产。其间双方未发生冲突，也未有肢体接触等情况发生。

9 月 10 日，因单方解除与 J 的劳动合同关系，HR 申请了"N+1"补偿的请款。17 日，该员工向浙江杭州劳动人事争议仲裁委员会提起劳动仲裁〔案号为浙杭劳人仲案（2019）445 号］，请求共计 24 万元的经济补偿金。19 日，网易向 J 银行账户一次性支付了"N+1"补偿。

10 月 22 日，J 撤销案号为"浙杭劳人仲案（2019）445 号"的劳动仲裁申请。

10 月 29 日，J 要求网易游戏为其提供离职证明。网易游戏于 10 月 30 日 14 时，当面为其提交离职证明。11 月 13 日，该员工重提仲裁申请，并将仲裁请求变更为要求公司支付其 616 929.39 元的赔偿，本案拟于 12 月 11 日于杭州劳仲委开庭。

但由于 11 月 24 日的舆情爆发，最终该员工得以提前获得了合法赔偿。

三、事件的舆情生命周期

（一）背景信息

事件类型：医疗与保障领域的劳资纠纷

始发地点：杭州

始发时间：2019 年 3 月底

（二）事件舆情生命周期分析——以百度指数模型 [②] 为研究对象（时段：2019.11.24—12.1）

总发布量：31 632

引爆时间：2019.11.24

高涨时间：11.25—11.27

波动时间：11.25—11.29

---

② 算法说明：以网民在百度的搜索量为数据基础，以关键词为统计对象，科学分析并计算出各个关键词在百度网页搜索中搜索频次的加权。根据数据来源的不同，搜索指数分为 PC 搜索指数和移动端搜索指数。

淡化时间：11.29

总持续天数：6

波动特征：典型的快热快消

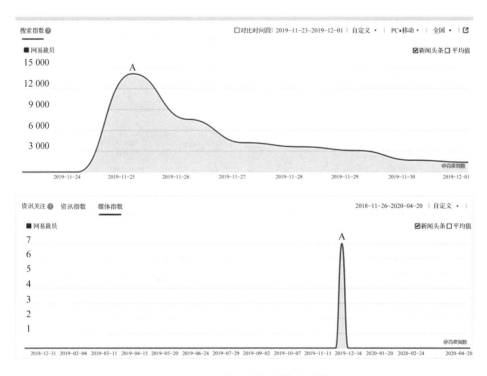

图 2-24　网易裁员事件舆情波动情况

　　从百度指数模型上看，该事件属于发生即引爆的类型。但值得注意的是，如果以 J 发出第一篇维权推文的时间为事件起点，则该事件发生与引爆之间相差了六个月左右。不同于许多社会热点事件一发生即在全网引爆的特点，该事件是首先在微信公众号平台引爆的。过去了一个晚上之后，其他平台与媒体才开始大规模地跟进。微信平台属于熟人社区，能够率先在微信平台引爆，这与互联网从业者之间的共情密不可分。早在第一篇推文中，当事人就提出他希望能够为部分同行所面临的社保欺诈、超额劳动、不当绩效制度、维权困难等困境发声。可以说，当事人所结识的互联网行业从业者无疑成了前期传播的中流砥柱。而在事件发展的中后期，劳动者之间的广泛共情更是不可或缺的强劲推动力。

（三）舆情生命周期分析——以微博为研究对象

总阅读量：9.5 亿以上

引爆时间：11 月 24 日晚 22：00 左右

高涨时间：节点一为 11 月 24 日 22：30 以后，节点二为 11 月 27 日晚

波动时间：11.25—11.29

淡化时间：11.29

总持续天数：约两周

波动特征：快热快消

（四）微博舆情特点分析

1. 第一阶段：质问阶段

本次舆情事件的第一阶段的时间节点为舆情引爆后到网易公司做出回应前，即 11 月 24 日晚至 11 月 27 日晚。在这一阶段中，网易公司必须要妥善处理舆情次生危机。而当事人的支持者们迫切地想要得到令人们满意的答复，为此，他们通过各种渠道来指责和质问网易公司。高度情绪化是此时舆情场的一大特点。

第一阶段最具有代表性的微博话题为"网易前离职员工谈绩效不达标被辞退"（阅读量 2 626.4 万）。该阶段中出现了一些立场异常坚定的网易抵制者，除了质问网易公司以外，他们还以卸载网易产品、给网易公司起侮辱性绰号等方式来表达自己的愤怒。

2. 第二阶段：胜利阶段

本次舆情事件的第二阶段的时间节点为网易公司做出回应后到事件热度消退前，即 11 月 27 日晚至 11 月 29 日。网易公司与当事人达成和解，当事人表示愿意与网易共渡难关。可以说，本次事件已经获得了较为妥善的解决。

虽然事件落下帷幕，但网民们对于以网易为代表的企业依旧存在着极为强烈的抵触情绪。事件激起了社会各界对于员工关怀、社会福利、HR 从业者素质问题、劳动保障、劳动者发言权、超额劳动等话题的热烈探讨。同期的华为员工被羁押事件更是加剧了劳资双方在舆论场中的冲突。

但同时，部分网民充分肯定了网易的作为与态度，认为它已经在职责范围内做出了最好的回应。可见危机公关为网易在舆情场中挽回了一定的声誉。此外，网易的让步意味着参与主体在与网易这个庞然大物的无形较量中取得了胜利，因而舆情场中出现了欢呼的声音。部分面临着相似危机的劳动者对于取得劳资博弈的最终胜利产生了一定的信心。

第二阶段的热门话题为"网易致歉"（阅读量 7 亿）、"网易回应前员工遭暴力裁员"（阅读量 428 万）以及"网易与被裁员工达成和解"（阅读量 2.01亿）。在这一阶段中，当事人与网易公司的矛盾让步于网民与网易公司的矛盾。而在群情激愤的网络社区中，网民与网易公司的矛盾又很快升级为广泛的劳资矛盾。这一阶段标志着该事件由特殊的医疗舆情事件转变为普遍的劳资矛盾。

3. 第三阶段："旗帜"阶段

本次舆情事件的第三阶段为事件热度消退以后。虽然当事人的诉求得到了满足，但舆论场中依然存在着一些对现有劳动制度感到不满或正在维权的劳动者。他们时不时会以网易暴力裁员事件为旗帜，积极地维护自身以生命健康权为首的各项权利。

第三阶段最具有代表性的微博话题为"网易暴力裁员并非个例"（阅读量1 418.99 万）。在该话题下，受到网易公司不公正对待的劳动者乃至受到其他公司的苛待的劳动者们也纷纷交流起自己的遭遇。但本话题似乎仅限于分享个人经历、抨击用人单位不当行为，很少有人借此机会真正地去维护自己的利益。

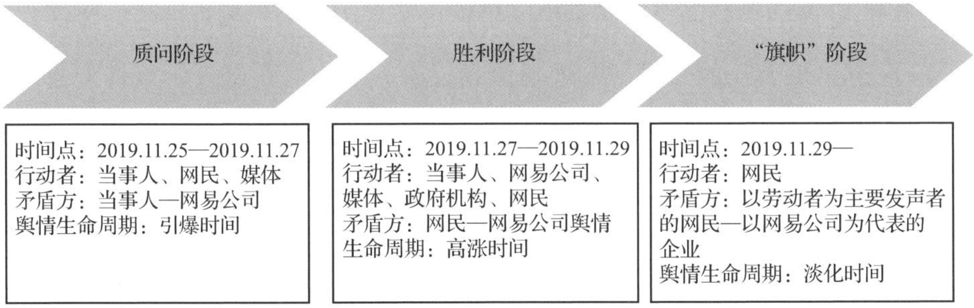

图 2-25　网易裁员舆情事件发展阶段

四、各方行动者在舆情场中的表现

本次舆情事件几乎没有任何的"反转"情节，因而各方行动者只分为两个派别：群情激愤的劳动者与"立正挨打"的网易公司。当事人及其声援者抨击用人单位的不当行为，而用人单位则迫于压力迅速地做出回应。同时，一些其他涉嫌侵害劳动者权利的用人单位也与当事企业一样受到人们的谴责。

（一）当事人：始终坚定维权立场，坚持不懈向社会各界寻求帮助

在事件引爆之前，当事人便已经创立了用于维权的公众号、微博账号与知乎账号。他冷静地搜集了大量证据，并极富条理地罗列出自己的遭遇与诉求。可以说，他坚定的维权立场、丰富的人脉、敏锐的法律意识和可圈可点的媒介素养为成功维权奠定了基础。

（二）用人单位：舆论哗然后迅速做出回应，并在事后推出整改措施

在舆情第一次达到峰值的 11 月 24 日晚间，网易公关部对腾讯《深网》回应：公司从集团层面安排了专项小组，已经在了解核实。同时，网易在各大社交平台同步发表致歉声明。11 月 29 日下午，网易发布公告再次致歉，并表示双方已经达成和解。网易被裁员工也在微博和公众号上确认了和解的事实。

在公布处理结果的同时，网易也同步推出了 5 项相关的改进措施，包括：

1. 深究事件发生的根源，并进行深刻反思，从全局角度开始审查公司各项制度的执行情况；2. 更充分地落实基层员工关怀，除"五险一金"外，确保公司为员工额外配备的商业保险等福利为员工所熟知并落实，帮助困难员工及家属申请专项帮扶基金"易补助"（针对重疾和意外等情况），有效减轻员工及其家庭的经济负担；3. 强化员工绩效考核的及时反馈机制，在绩效复核环节中新增360 度环评、跨部门专业评委等制衡措施，弱化主管主观评判占比，确保绩效考核更公正；4. 进一步疏通员工内部反馈渠道，在 KM 平台搭建统一的意见交流及投诉平台；5. 在一年一度的员工满意度调查中，新增离职员工抽样访谈，将员工集中反映的问题列入年度重点改进计划，并对改进进度与结果予以公示。

作为拥有巨大体量的公司，社会信誉的好坏对网易而言有着极其深远的影响。可以说，在本次事件的舆论场中，网易较为谦逊地聆听了当事人与社会各界的诉求，并及时做出了合格的危机公关。

（三）网民：支持当事人合法维权，抨击网易不当行为

以新浪科技最早发布的微博为样本进行数据分析，截至 2020 年 5 月 18 日，该微博共计获赞 14.4 万，被转发 4 601 次，被评论 7 505 次。

在样本统计数据中，明确地抨击网易公司不当行径的评论有 6 143 条，约占评论总条数的 81.9%；明确肯定网易公司的回应的评论有 239 条，约占评论条数的 3.2%；表示中立态度的评论有 217 条，约占评论条数的 2.9%；无法判断态度的评论有 906 条，约占评论条数的为 12.1%。具体数据见表 2-7：

表 2-7　相关微博的有效评论情况

总条数	抨击	肯定	中立	不明
7 505	6 143	239	217	906
所占比例	81.9%	3.2%	2.9%	12.1%

质疑网易公司的网民的着眼点主要在于网易公司绩效考评制度的合理性，这也是该员工被裁的根本原因。网民"明月山脉的南麓"发表评论道："员工绩效怎么样，员工并没有话语权，这还不是公司一句话的事情。"这条评论收获了七千多赞与三十多条肯定性回复。许多网民认为包括网易公司在内的大型企业的绩效考核制度不透明、不公正、不合理，让劳动者承担了额外的负担，极大地损害了劳动者的身心健康。

同时，舆论场中也出现了许多对于裁员合法性的质疑。网民"主持人王振龙"在评论中引用了法条："绩效考核不合格属于劳动者不能胜任工作的情形之一，并不在单位的法定解除权之内。根据《劳动合同法》第40条规定，用人单位在劳动者不能胜任工作，经过培训或者调整工作岗位，仍不能胜任的情况下，可以解除劳动合同。"

也有少量的网民认为网易公司做出了比较令人信服的危机公关。例如网民"香了一颗菜"指出："要逆风给网易点个赞，回应不卑不亢，相信很多事并不是非黑即白，希望能吸取教训、认真改进。"但类似的评论往往会受到其他网民的谩骂。

本文提取出新浪财经、《人民日报》、澎湃新闻、头条新闻、梨视频、《北京晚报》这六家媒体的相关微博报道下的热门评论的关键词，并制成了词云图。可以看到，其中绝大多数的词语都含有强烈的抵触情绪。

总而言之，网民的态度以抨击网易公司为主，绝大多数人站在当事人的一边，认为网易公司的行径严重地缺乏人道主义关怀，是违背法律与伦理的举动。即便网易公司做出回应之后，愤怒依旧占据着舆论场的主导地位。在该事

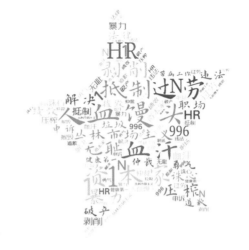

图 2-26　使用热门评论关键词制成的词云图

件中，网民的关注焦点主要为网易公司能否为超长的工作时间和暴力裁员行为向当事人致歉并给出补偿。网民舆论的价值取向是合法维护劳动者利益，严惩用人单位不当行为。支持当事人维权的声音在舆论场中有着压倒性的影响。为了第一时间得知事件的最新进展，不少网民关注了受害者的个人公众号，并在各大平台转发原文章。部分网民为了声援受害者，甚至在公共平台上发起了不使用网易公司产品的小型示威活动。

支持者们要求网易公司正视当事人的诉求，进行赔偿和道歉，并尽快在社交平台上发布事件的解决方案。此外，有少量支持者自己也正面临着与当事人相似的困境，借此机会，他们也纷纷发声，试图借助舆论的力量与用人单位抗衡。

（四）媒体：反对企业轻视员工健康，倡导人文关怀

该事件首发并被引爆于事件发布者的微博和个人公众号，后续新浪科技、财经网、凤凰网财经、红星新闻、《新京报》等媒体纷纷跟进报道。《人民日报》《解放日报》等老牌媒体也在微博上进行评论。其中，新浪系媒体为这一新闻话题的主要跟进者。在本次事件中，各大媒体表现出了高度的一致，都支持受害者的维权行为，要求网易公司迅速地做出反应。这些新闻报道的主旋律是站在劳动者或监督者的立场上，要求企业和用人单位尊重劳动者的权利，重视人文关怀。其中，《人民日报》的微博简评写道："网易为裁员中的简单粗暴、不近人情道歉了。互联网行业的残酷竞争，人们不陌生。但社会关心的恰恰是，除了KPI，企业是否得有其他价值？对患重疾的员工，能否有更多人文关怀？公司经营不易，员工奋斗不易，并不等于这道题无解。答案很清楚：企业重视员工生死，员工才能为企业奋斗不止。"这条微博获赞近两万，被其他媒体纷纷转载。《人民日报》海外版旗下新媒体品牌栏目《侠客岛》也以"居网易，大不易"为题发表文章，指出员工的生存环境理应得到相应的改善。

新媒体平台在舆论场上有着不可忽视的声势。拥有庞大年轻工作者群体的知乎、微博、贴吧等社交平台成为网民所青睐的舆论阵地。转赞数较多的往往是法

律、职场、医疗健康、科技以及时事类博主的评论。除去人文关怀以外，《劳动法》、"过劳死"、丛林市场主义等高度情绪化的衍生思辨成为评论的核心要素。值得注意的是，舆论场中涌现了大量的政治话语。这些话语大多以马克思主义理论为指导思想，矛头直指市场体制中愈演愈烈的劳资矛盾。

五、反思

网易暴力裁员事件并不是一件普通的医疗舆情事件。它是一位普通员工与一个庞大的互联网公司之间的博弈，是一个网民在虚拟社区中发出的悲鸣，更是一名病人对无形致病者的激烈声讨。它和其他同类事件一样启示我们：能够侵害人们的隐性健康权利的潜在因素已然成了一种新型重大疾病风险。传统的公共卫生事件具有不可避免性、随机性与不可预知性，但由于隐性侵害的普遍性和社会性，侵害人们隐性健康权利的恶性事件往往是可知、可控、可以被部分预防的。

"工作苦"与"维权难"是本案例当事人面临的两大困境。然而他的遭遇绝非个案。近年来，国内用人单位过度延长劳动者劳动时间的案例屡见不鲜，在当事人曾供职的互联网行业，超额劳动现象更是十分普遍。艾瑞咨询公司发布的《2016 年中国互联网企业员工睡眠报告》显示：超八成互联网行业员工睡眠质量偏低，近三成员工严重偏低；近七成互联网行业员工有加班经历，超四成员工认为压力大影响了睡眠。2019 年 3 月 27 日，一个名为"996ICU"[3] 的项目在 GitHub 上传开。国内外的程序员们纷纷抵制某些互联网公司的不当工作制度。这一抗议活动在社会上产生了极其强烈的反响，受到各界劳动者的附和。年底"996"入选人民网 2019 年十大流行语。

超额劳动极大地损害了劳动者的身心健康，但因其普遍性与隐蔽性，难以

---

③ "996ICU"是指：早上 9 点上班，晚上 9 点下班，周六还要加班，长此以往身体被工作拖垮，最终住进 ICU 病房。

维权成了受害者们不得不面对的第二重困境。在利润至上的效率时代，蔚然成风的加班热使得适度劳动对于劳动者而言几乎沦为游离于法律之外的隐性健康权利。过于繁重的超额劳动对劳动者健康的摧残是极为深远的，一方面，它直接损害着劳动者的器质性健康与心理健康；另一方面，超额劳动将会挤占劳动者进行体检、治疗与维权的时间，并践踏劳动者的隐性健康权利。美国防疫中心的相关研究指出，超额劳动容易引起慢性疲劳综合征，进而增加患者猝死的概率。可以说，超额劳动中蕴藏着致病的重大风险，是难以根除的无形病原体。

我国是人民民主专政的国家，以工农联盟为基础级。如何在经济腾飞的同时，维护好劳动者的显性与隐性健康权利事关社会的健康发展，是社会各界亟待解决的重要问题。为此，本文从劳动者、用人单位、政府与媒体四个行动者的角度出发，提出以下的思考与建议：

（一）劳动者：勇于维权，更要善于维权

健康与绩效的二元对立将许多劳动者置于进退维谷的处境之中。一方面，超额劳动在许多时候意味着更加丰富的物质报酬与更加畅通的上升渠道，许多劳动者自愿或半自愿地投身于超额劳动之中。另一方面，"996"的社会潮流和监管体制的缺失让不少劳动者在劳资关系中处于劣势地位，根本无力与用人单位抗衡。

当前我国的许多企业正面临着严峻的考验，转型与升级成为商业丛林中的两大主旋律。然而我们应当注意到，在这一过程中，劳资领域出现了许多问题，如：加班、裁员、不透明的绩效考核制度与工资拖欠等。社会的角落里出现了许许多多像"J"这样身心健康备受摧残的个体，但并不是每一个人都能像"J"这样能够运用舆论与法律武器来成功地维护自己的利益。劳动者要勇于维护自身的权利，更要善于维护自身的权利。一是提高自身法制素养，及时地发现侵权行为，并力争做到学法、知法、用法；二是适当地向工会、媒体、政府等机构与组织寻求帮助；三是劳动者之间应当形成有机团体，个体的力量是微弱的，但如

果劳动者们能够联合起来相互帮助，就可以在一定程度上缓解劳资力量失衡的现象。

（二）用人单位：以诚挚应对舆情，以良知铸就企业文化

网易暴力裁员事件从根本上反映出的是部分企业对于劳动者合法权益的轻视。暴力不仅体现在用工时长、绩效考评制度与裁员手段，而且体现在企业对于员工隐形健康权利的践踏上。网易能够在危机公关中挽回一定的声誉，自然离不开事后反省以及新制度中对于员工的关怀和支持。因此，对于被卷入这类舆情事件的企业来说，及时地、诚挚地、公开地回应社会各界的质疑是做好危机公关的最佳方案。

劳动者的身心健康与企业的绩效往往处于天平两端，而砝码则掌握在国民经济的细胞——各个企业手中。在社会实践中，政府监管难免会有死角，企业的合理运营在很大程度上仍倚赖于企业管理者们敬畏法律、坚守良知。须知劳动者与用人单位并不应该成为对立的双方，人道关怀与企业利润也不是无法兼得的鱼与熊掌。生命健康权利是人的根本权利，一旦受到侵害，将对个人产生非常深重的负面影响。因而在对于这一权利的保护上，劳动者的事后维权远远不如企业的事前预防。只有当企业管理者真正地将人文关怀融入企业的文化与管理机制时，才能够在利益与良知的权衡中守住底线，最终让企业实现追求市场利益与承担社会责任的统一。

（三）新闻媒体：用责任感织出劳动者的安全网

在本次事件中，各大媒体及时地抓住了新闻点，并第一时间跟进事件，帮助当事人维护自身的合法权益。官媒的表态更是起到反映国家态度，震慑此类行为的作用。可以说，新闻媒体同样在网易暴力裁员事件中起到了不可或缺的作用。

新闻媒体在舆情场中发挥着聚焦社会事件、关注事件发展进程、进行社会监督、记录事件始末与宣传正义力量的重要作用。当不公扼住了弱势群体的咽

喉时，媒体应当帮助他们将声音在舆情场上传播得更快、更远、更响亮。只有让"J"们的声音都能够被人们听到，舆论才能够真正地成为裨补政府管理阙漏、维护劳动者权益的阵地。

（四）国家机关：坚守己任，力争成为劳动者的最佳盟友

劳动者在社会生产中起着主导作用，维护好劳动者的根本权益是实现社会良性发展的必由之路。在劳资关系中，政府扮演着至关重要的调节者的角色。劳动者权益的保障离不开健全的法律体系、稳健的行政手段与积极作为的政府部门。

首先，政府要做好行政、执法与普法工作，让劳动法成为劳动者的护身武器。其次，监管部门要加强对相关企业的监管，以便能够及时地深入基层，发现劳动者所面临的种种困境。再者，立法机关应当不懈地完善相关法律，为劳动者们提供立法层面的支持，让劳动者有法可依。相关机构应正视超额劳动所蕴藏的重大致病风险，将其当作无形病原体加以预防。此外，社会生活的变迁不断地为法律的施行带来看不见的阻力。在后信息时代，隐性健康权利已经逐步成了迫切需要得到保护的新型权利之一。我国应针对原有法律的盲点与漏洞，不断地加强法律法规建设，规范企业运行机制，为劳动者们创造公平、稳定、安全的工作环境。

分分必较，分分为民

——"医保局专家灵魂砍价"舆情分析

一、前言

医药卫生事业关系亿万人民的健康，关系千家万户的幸福，是重大的民生问题。深入推进医疗卫生体制改革，以不断适应人民群众美好生活中的医药卫生需求，不断提高人民群众身体健康素质，这充分体现了党和国家坚持以人民为中心的宗旨理念。这是贯彻落实以习近平新时代中国特色社会主义思想为指导，全面贯彻党的十九大精神的重要体现；是维护社会公平正义、提高人民生活质量的重要举措；是全面建成小康社会和实现民族伟大复兴的一项重大任务。

新中国成立以来，特别是改革开放以来，我国医药卫生事业取得了显著成就，覆盖城乡的医药卫生服务体系基本形成，疾病防治能力不断增强，医疗保障覆盖人口逐步扩大。同时，也应该看到，当前我国医药卫生事业发展水平与人民群众健康需求及经济社会协调发展要求不适应，部分矛盾还比较突出：药品生产流通秩序不规范，医药费用上涨过快，个人负担过重等。[①]

近年来，全民医疗保障制度改革持续推进，紧紧围绕把以治病为中心转变为以人民健康为中心，先后推行了公立医院综合改革、医疗保障制度改革、分级诊

---

① 《中共中央国务院关于深化医药卫生体制改革的意见》，http://www.gov.cn/test/2009-04/08/content_1280069.htm，采集时间：2020年8月29日。

疗制度改革、药品供应保障体系改革，公共卫生服务和应急管理体系不断健全，在破解看病难、看病贵问题上取得了突破性进展。

2019年11月28日发生的"医保局专家灵魂砍价"事件，正是贯彻落实《中共中央国务院关于深化医药卫生体制改革的意见》的体现——调整国家医保目录，统一价格大量采购名单内的药品……看似菜市场买菜般的砍价，实则是精密测算逻辑和制度设计的结果。

二、"医保局专家灵魂砍价"事件舆情发展历程

2019年3月3日，国家医保局在其官方网站发布了《〈2019年国家医保药品目录调整工作方案（征求意见稿）〉公开征求意见》。[②]8月20日，国家医疗保障局召开媒体吹风会，医药服务管理司司长熊先军介绍了2019年国家医保药品目录调整的有关情况，并答记者问。[③]11月11日～13日，70多家药企陆续来到北京，与国家医保局的谈判专家进行医保目录中的药品的价格谈判。每天有上下午两场谈判，每场约20家药企。[④]11月28日左右，国家医保局、人力资源社会保障部印发《关于将2019年谈判药品纳入〈国家基本医疗保险、工伤保险和生育保险药品目录〉乙类范围的通知》（医保发〔2019〕65号），正式公布了谈判药品准入结果。至此，2019年国家医保药品目录调整工作顺利结束。

本次谈判共涉及150个药品，包括119个新增谈判药品和31个续约谈判药品。119个新增谈判药品谈成70个，价格平均下降60.7%。三种丙肝治疗用药降

---

② 《〈2019年国家医保药品目录调整工作方案（征求意见稿）〉公开征求意见》，http://www.nhsa.gov.cn/art/2019/3/13/art_48_961.html，采集时间：2020年5月17日。
③ 《国家医疗保障局召开媒体吹风会介绍2019年国家医保药品目录调整情况》，http://www.nhsa.gov.cn/art/2019/8/21/art_14_1668.html，采集时间：2020年8月29日。
④ 《新一轮医保目录砍价进行时：药企如临高考，这次有哪些门道？》，https://mp.weixin.qq.com/s/rc9dns3zXdtOi84ihv53Vw 采集时间：2020年9月26日。

幅平均在 85% 以上，肿瘤、糖尿病等治疗用药的降幅平均在 65% 左右。31 个续约药品谈成 27 个，价格平均下降 26.4%。经过本轮调整，2019 年《国家基本医疗保险、工伤保险和生育保险药品目录》共收录药品 2 709 个，与 2017 年版相比，调入药品 218 个，调出药品 154 个，净增 64 个。⑤

2019 年 11 月 28 日，央视新闻在微博、B 站、抖音等网络平台发布了医保局专家灵魂砍价的视频，一段 58 秒的视频展示了医保局专家砍价过程。该视频中的药品国际价格在 7 ~ 8 元，谈判过程中，药企一轮报价 5.62 元，经专家 4 轮砍价后降至 4.36 元。当天，该条微博被刷上了微博热搜榜第一。

2019 年 12 月 3 日，央视新闻在微博和 B 站发布了一段 15 分 9 秒的视频，揭秘了医保局在拟谈判药品、测算谈判价格、与企业沟通等流程中的制度设计。

2019 年 12 月 9 日，央视新闻又发布了一段 19 分 43 秒的医保"灵魂砍价手"的采访视频，医保局专家许伟回应为何一分分地还价。

事件整体热度如图 2-27⑥ 所示，呈波动消减趋势。

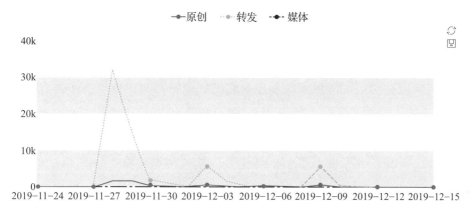

图 2-27 "医保局专家灵魂砍价"舆情趋势

⑤ 《国家医保局、人力资源社会保障部印发 2019 年国家医保谈判准入药品名单》http://www.nhsa.gov.cn/art/2019/11/28/art_14_2052.html，采集时间：2020 年 8 月 29 日。

⑥ 微博事件分析，https://www.wrd.cn/view/weiboEventAnalysis/analysisPreview.action，采集时间：2020 年 9 月 26 日。

（一）初起即高潮

11月28日，"医保专家灵魂砍价"事件开始受到关注，并且于当天达到事件热度顶峰。"@央视新闻"下午3点发布微博，文字内容为："医保局专家的灵魂砍价4.4元4太多，难听，再便宜点 转发学习！"一款治疗糖尿病新药，国际价7~8元，为进入中国医保药品目录，药企第一轮报价5.62元，经专家4次砍价，药企同意每片4.4元，没想到，最后专家说："4.4元的话，这样吧，4太多，中国人觉得难听，再降4分钱，4.36，行不行？"药企："好！"⑦并且配有一段58秒钟的视频，视频内容是药企和医保谈判专家三轮来回谈判。

当天18点，"@央视新闻"转发了3点钟的微博，并评论："把'贵族药'砍到'平民价'最是善政润人心'再降1毛钱！''再降4分钱！'唇枪舌剑，讨价还价，如此'锱铢必较'，看似不顾'风度'，却充满温度——对患者负责，对国家负责，也是对社会负责。一言一语含深意，一分一毫总关情。"

随后又在22点发布微博，"主播说联播"："今天，新版国家医保药品目录发布，不少进口药纳入医保，价格也大幅下降。如何让这些药的价格降下来？除了谈判人员会砍价之外，一个关键因素就是咱们国家的药品市场大。'药神'，其实就是咱们的医保谈判制度。它把好药带回来，且价格还便宜。真是'神'！"⑧

这三条微博的发布吸引了众多网友关注，总点赞量突破六万，当天话题"医保局专家灵魂砍价"冲上微博热搜，网友纷纷转发、评论、点赞。

两天内，该事件热度下降。

（二）再掀微澜

12月3日，"@央视新闻"在上午10点再次发布了相关微博："'揭秘：医

---

⑦ 微博，https://weibo.com/2656274875/IiiMgk5dW?type=comment，采集时间：2020年9月26日。

⑧ 微博，https://weibo.com/2656274875/IiiltElHO3?type=comment，采集时间：2020年9月26日。

保谈判甚至有企业代表流泪'最近，'医保局专家的灵魂砍价'火了。记者了解到，谈判前，一些企业在医保局门口蹲守，观察专家团成员，有的甚至想私下接触专家。为确定合理的谈判底价，医保局在拟谈判药品、测算谈判价格、与企业沟通等流程中严格保密。经一轮轮谈判，甚至有企业代表流下眼泪。"⑨ 并且配上了《焦点访谈》长达十五分钟的视频，视频进一步揭露了"砍价"的价格测算方法和保密机制等制度设计。

同天下午 3 点，"@央视新闻"再次发博："'揭秘医保局专家的灵魂砍价：留给卖家的时间不多了'最近，涉及近 14 亿中国人的'医保谈判'刷屏。谈判中，有企业代表希望给点提示，谈判组：'你们比我清楚'；当企业代表要请示总部定价时，谈判组：'赶快去，5 分钟'；此次共谈成 70 个药品，平均降价 60.7%，'医保谈判甚至有企业代表流泪'。网友：这砍价画风，pick 了！"配有一段 40 秒的视频，视频内容包括对一位使用盐酸阿来替尼的患者的采访、盐酸阿来替尼药品砍价过程和一位药企代表落泪的画面。

两条微博再次吸引了网友的关注，点赞量均突破一万。

（三）微澜以终

12 月 9 日 "@央视新闻"发布微博："'医保灵魂砍价手回应为何一分分还价转！分享这段央视采访！'近日，国家医保药品准入谈判现场，医保专家许伟一路将治疗 2 型糖尿病的达格列净片，从 5.62 元砍到 4.36 元。他说：'中国有 1 亿多糖尿病人，假设 10% 用这个药，那药价降 1 分钱，我国 1 天就可以省 10 万块钱。一年就是省 3 600 多万。'致敬 ［心］。"⑩ 央视主持人采访"灵魂砍价"的当事人——医保局专家许伟的视频在微博上再度吸引了网民关注，点赞量超一万。

该事件持续十来天，在这一条微博后逐渐结束了。

---

⑨　微博，https://weibo.com/2656274875/Ij1U5oXXE?type=comment，采集时间：2020 年 9 月 26 日。

⑩　微博，https://weibo.com/2656274875/IjWjmyJWt?type=comment，采集时间：2020 年 9 月 26 日。

三、舆论态度

（一）评论抽取

根据微博事件分析，从点赞数最多的微博下方依据点赞数量由多到少抽取300条评论，依据评论内容将其分为"有效评论"和"无效评论"，有效评论的态度分为"正面""中立"和"负面"。

本研究从"@央视新闻""'医保局专家的灵魂砍价'4.4元4太多，难听，再便宜点 转发学习！"的微博[11]下的17 850条评论中抽取300条，具体结果见表2-8。

表2-8　网民评论态度

有效性	数量（占比）	态度	数量（有效占比）
有效	288（96%）	正面	220（76.4%）
		中立	57（19.8%）
		负面	11（3.8%）
无效	12（4%）	/	/

（二）舆论分析

1. 总体概况

通过对普通网民微博评论态度分析可以看出，在普通网民对"医保局专家灵魂砍价"事件的态度中，"正面态度"占比最高，达到76.4%，这是对于此事件的主流态度，其次是"中立态度"占到19.8%，最后是"负面态度"，仅占3.8%。

2. 舆论聚焦

从有效微博评论来看，持正面态度的网民舆论主要聚焦在三方面：一是感叹

---

[11]　微博，https://weibo.com/cctvxinwen?is_all=1&is_search=1&key_word=4.4元4太多 #1598694475132，采集时间：2020年8月29日。

国家强大，谈判硬气；二是认为"砍价"惠及人民，支持点赞；三是觉得为国为民，专家可爱。负面态度主要涉及药品降价后质量保障和实惠落到实处的问题。

"@贞子哟吼吼吼吼吼吼吼吼吼吼"评论："太强了吧。[笑cry]头一次见到砍价还这么理直气壮的。"⑫"@莫醒醒娃"评论："天啦，头一次看见砍价这么帅气的，'整个国家在跟你谈判'这句真的太感动了。"强大的国家是专家们谈判的底气，广阔的市场让专家们在谈判场上硬气。微博视频中专家霸气放话，让网友的国家自豪感油然而生，也更让大家意识到中国在变得强大。

"@叫醒装睡的你"评论道："真是为全国人民造福。感谢，感恩。""@惹大了"评论道："多来一些惠民的就好。"政府干实事、干好事，人民群众自然支持、点赞。此次药品价格谈判，分分必较的谈判砍价，减轻了医保基金压力，更大限度地发挥医保基金作用，实实在在惠及每一位老百姓，赢得了广泛好评。

"@-城东罗公子-"评论道："砍到满意的价格后漏出来的欣慰的笑容，太有爱了。""@石展语"评论道："砍个价你怎么这么可爱。"医保局砍价专家不一定长得十分可爱，但是他参与药品砍价，此举为国为民，自然使他本人更加可爱。

负面评价主要集中在两方面：一是药品降价，忧心质量；二是出厂价低，到手价高。归根到底，网民还是担心优惠不能实实在在落在老百姓的身上，进一步深究，就是政府如何进行制度设计，监管药厂与医院。该微博视频时长与内容有限，只展现了砍价的过程，网民有担忧实属正常。

四、舆情事件特征分析

（一）药企失声中的被动形象塑造

"医保局专家灵魂砍价"事件涉及两大主体——药企和政府。但在该事件中，

---

⑫ 微博，https://weibo.com/cctvxinwen?is_all=1&is_search=1&key_word=4.4 元 4 太多 #1598694475132，采集时间：2020 年 8 月 29 日。

频上热搜、广为人知的消息均由政府发布。药企则相对沉默，无论纳入医保目录的，还是没有被纳入的，在媒体报道中很少能听到他们的声音。在不主动追踪该事件的普通网民眼中，药企处于失声状态。

一是谈判后的药企在各大主要媒体中处于失声状态。从微博事件分析的结果来看（图2-28），[13] 该事件中的十条热门微博文字内容主要为医保专家灵魂砍价，

热门微博　　热门转发

央视新闻
【#医保局专家的灵魂砍价#4.4元4太多，难听，再便宜点[哈哈]转发学习！】一款治疗糖尿病新药，国际价7~8元，为进入中国医保，药企第一轮报价5.62元，经专家4次砍价，药企同意每片4.4元，没想到，最后专家说："4.4元的话，这样吧，4太多，中
2019-11-28 15:14 🔗原文链接

转发28768 评论17850 点赞523957

央视新闻
【#医保灵魂砍价手回应为何一分分还价#转！分享这段央视采访！】近日，国家医药品准入谈判现场，医保专家许伟一路将治疗2型糖尿病的达格列净片，从5.62元砍到4.36元，他说："中国有1亿多糖尿病人，假设10%用这个药，那药价降1分
2019-12-09 09:42 🔗原文链接

转发3268 评论2219 点赞42112

华西社区...
【#医保局专家的灵魂砍价#【#央视揭秘医保药砍价过程#分享紧张现场！】一片药从5.62元砍到4.36元，这场谈判只是上百场谈判中的一场。此次共有97个全球进口药成功谈成被纳入目录乙类药品范围。，70个药品价格平均降幅为60.7%！一粒药，
2019-11-28 15:46 🔗原文链接

转发1739 评论1420 点赞33461

央视新闻
#主播说联播#【为"药神"占赞！】今天，新版国家医保药目录发布，不少进口药纳入医保，价格也大幅下降。如何让这些药价格降下来？除了谈判人员会砍价之外，一个关键因素就是咱们国家的药品市场大。"药神"，其实就是咱们的医保谈判制
2019-11-28 22:06 🔗原文链接

转发1359 评论974 点赞19674

央视新闻
【揭秘#医保谈判甚至有企业代表流泪#】最近，#医保局专家的灵魂砍价#火了。记者了解到，谈判前，一些企业在医保局门口蹲守，观察专家团成员，有的甚至想私下接触专家。为确定合理的谈判底价，医保局在谈判药品、测算谈判价格、与企业沟
2019-12-03 10:06 🔗原文链接

转发2867 评论1360 点赞13647

央视新闻
【揭秘#医保局专家的灵魂砍价#：留给卖家的时间不多了】最近，涉及14亿中国人的"医保谈判"刷屏。谈判中，有企业代表希望给低点提示，谈判组："你们比我清楚"。当企业代表请示总部定价时，谈判组："赶快去，5分钟"。
2019-12-03 15:33 🔗原文链接

转发1154 评论1191 点赞13366

人民网
【#医保局专家灵魂砍价#4.4元太多，难听，再便宜点[哈哈]】一款治疗糖尿病新药，国际价7~8元，为进入中国医保，药企第一轮报价5.62元，经专家4次砍价，药企同意每片4.4元，没想到，专家说："4.4元的话，这样吧，4太多，中国人觉得难听，
2019-11-28 15:29 🔗原文链接

转发1667 评论1044 点赞7087

新浪财经
【年医保专家的灵魂砍价：4.4元4太多，难听，再便宜点[心]】一款治疗糖尿病新药，国际价7~8元，为进入中国医保，药企第一轮报价5.62元，经专家4次砍价，药企同意每片4.4元，没想到，专家说："4.4元的话，这样吧，4太多，中国人觉
2019-12-09 10:24 🔗原文链接

转发196 评论544 点赞6325

紫光阁
【医保局专家灵魂砍价：4.4元太多，难听，再便宜点[哈哈]】一款治疗糖尿病新药，国际价7~8元，为进入中国医保，药企第一轮报价5.62元，经专家4次砍价，药企同意每片4.4元，没想到，最后专家说："4.4元的话，这样吧，4太多，中国人觉得难听，再
2019-11-28 17:33 🔗原文链接

转发645 评论584 点赞5362

潍坊共青团
【#中国赞#医保代表替百姓进行#买菜式砍价谈判#】"客套话我就不讲了，第一轮报价是……""再给我们在干调调哩，再降四分钱，行不行……"一分钱也要斤斤计较，真正地为民谋福祉！#医保局专家的灵魂砍价#http://t.cn/AigcOUBp???http://t.cn/
2019-11-28 16:53 🔗原文链接

转发394 评论216 点赞5282

图2-28　微博事件分析——热门微博

---

[13] 微博事件分析，https://www.wrd.cn/view/weiboEventAnalysis/analysisPreview.action，采集时间：2020年8月29日。

分分必较；所配视频都带有"央视新闻"或者"CCTV"标志；这十条热门微博的发布用户基本是政府官方媒体或者财经媒体。热门微博的内容无法体现药企对于该事件的态度，并且热门微博的发布主体也与药企没有密切关系。

二是谈判后药企在各自公众号发声较少，受关注度较低。在新浪微博进行相关搜索，由药企官方微博账号发布的与 2019 年国家医保目录相关的消息寥寥无几。其中，微博用户"信达生物制药"于 2019 年 11 月 28 日发布微博⑭："'信达生物和礼来制药共同开发的创新 PD-1 抑制剂达伯舒®（信迪利单抗注射液）列入新版国家医保目录'，达伯舒®（信迪利单抗注射液）是此次唯一通过医保谈判成功列入国家医保目录的 PD-1 单抗药物。（表情）（表情）（表情）［链接］。"该微博转赞评论数量总和为 10，可见其受关注度之低。微博中的链接内容是信达生物制药官网发布的标题为"信达生物和礼来制药共同开发的创新 PD-1 抑制剂达伯舒®（信迪利单抗注射液）列入新版国家医保目录"⑮的文章，文章提到信达生物制药集团创始人、董事长兼总裁俞德超，礼来中国总裁兼总经理季礼文，信达生物制药集团首席商务官兼信达生物上海分公司总经理刘敏三位对信迪利单抗注射液列入新版国家医保目录的感言，大致意思可总结为：感谢政府给予的机会与认可，他们支持国家的医疗改革，并将继续造好药。

三是被动状态下塑造的药企形象。药企在各大媒体平台中表现较为沉默，在各自的平台上发声较少，或者影响力不够导致无法向公众传递自己的声音。其一，人们会受到传统思维定式的影响，政府与企业关系的"不对等"状态，与相对强势的医保局形成鲜明对比，人们很自然地联想到在此次谈判中，在公众视线中缺少存在感的药企是弱势的，处于不得已而为之的状态。B 站央视新闻 2019 年 12 月 3 日发布标题为"医保局专家'灵魂砍价'，企业代表当场落泪"的视频，

⑭　https://m.weibo.cn/5482007785/4443627084544022，采集时间：2020 年 5 月 17 日。

⑮　http://innoventbio.com/#/news/180，采集时间：2020 年 5 月 17 日。

播放量达一百多万，P1 视频主要内容是企业代表不断报价与请示的过程，最后一秒有另一企业的一位代表拿纸巾擦拭眼睛。其二，热门视频中出现的药企代表，极大塑造了药企在此次谈判中在网民心中的形象。这容易造成药企全都希望加入国家医保药品目录且完全没有主动权的错觉，实际上药企也需要权衡收益。其三，形成降低价格就是失败的刻板印象。在广大网民眼中，企业药品的降价会减少巨额利润，实际上企业药品纳入医保药品目录会以销量的增加对冲掉到价格降低的影响，往往获利更大。

不过由于此事件中的热门消息几乎都来自政府，药企发声少、热度低，药企形象只能在无形之中被动由热门消息塑造。

（二）不同平台，不同特点

一是大众平台与小众平台关注度"冰火两重天"。以央视新闻在 2019 年 11 月 28 日在抖音、快手、B 站、微博四个平台发布的"4.4 元 4 太多，难听，再便宜点"58 秒钟视频为例，一方面具有强烈娱乐性质和视频功能强大的新兴媒体平台受关注度更高，抖音的点赞数超过 700 万，评论数超过 10 万[16]，单个评论最多点赞数超过七十万；快手的播放量突破 700 万，点赞数超过 100 万[17]；B 站播放量破百万，评论千条，单个评论最多点赞数 1.9 万。[18] 微博的转、评、赞总数突破五十万[19]；另一方面传统的专业交流、知识问答类为主的平台受关注度相对较低。截至 2020 年 8 月 29 日，知乎话题"如何看待医保专家的灵魂砍价"共有三十个回答[20]，单个回答最多点赞数仅 79 个。

二是热度高、传播广的平台正面积极评价集中，意见较为一致，表达了积极

---

[16] 抖音，https://v.douyin.com/JkeEgkj/，采集时间：2020 年 8 月 29 日。

[17] 快手，https://v.kuaishou.com/4XLIwb，采集时间：2020 年 8 月 29 日。

[18] B 站，https://b23.tv/Ibn7AM，采集时间：2020 年 8 月 29 日。

[19] 微博，https://weibo.com/cctvxinwen?is_all=1&is_search=1&key_word=4.4 元 4 太多 #_0，采集时间：2020 年 8 月 29 日。

[20] 知乎，https://www.zhihu.com/question/358272394，采集时间：2020 年 8 月 29 日。

赞成的意见。在抖音、快手、B 站、微博四个平台上，群众意见表达相对直观，不同热评都在传达同样的态度，热评都在感叹祖国的强大、感谢政府的作为、分析药品降价的益处，情感色彩正面向上。

点赞数达到 70 万的抖音热评，是用户"♡社会主义接班人"的评论："不得不说，国家真的为人民办了很多好事，尽管今天我们还有很多困难，有贫穷，有疾病，但国家一直在努力，在带领着人民向前走，感谢我们伟大的祖国，祝祖国繁荣昌盛，越来越好！"

该视频下，点赞数达到 19 万的快手热评，是用户"人生路远 别太着急"的评论："历史最牛砍价之一！〔赞〕'给你五分钟，我们是整个国家跟你谈判！'这就是底气！我竟然激动得眼睛湿润了。"

点赞数达到 1.9 万的 B 站热评，是用户"新天介观员"2019 年 11 月 28 日的评论："达格净列片，治疗糖尿病的药，适用于胰岛素注射无效或者其他条件的情况，但药效因人而异，需试药后才能长期服用。我国'糖友'人口保守估计已近一亿，达格净列片潜在使用人群在千万级别，就按最保守的 1 000 万使用者算，这个药需要人每天一片，一年起码 360 片，每降一分钱，就能每年替 1 000 万'糖友'节省总计 3 600 万人民币，这次降价差不多 12 元，每人每年可节省至少 4 000 元，1 000 万人总计 430 多亿人民币！！！对于平均收入线下的家庭而言，不啻雪中送炭，而对于国家来说，多种药品降价则是极大减轻了医保负担、减轻量化宽松带来的副作用、节省的税收可以分配到更需要的领域，比如留守儿童教育、基建、妇女权益保障等。可以说药品降价，表面上受惠的是病人的家庭，但经济是流动的，好处坏处都是共同分担的，这个益处将惠及全国人民。"

点赞数达到 35 321 的微博热评，是用户"@ 发声不同憨批就会怼你"评论的"受益的是人民群众，给你点赞〔作揖〕"。

三是在高学历者相对较多的知乎上意见较为分散，对此表现得较为淡然，并且评论不多的意见，反映了部分人的独特思考与反思。他们关注焦点不在于"砍价"上，而是反思了医保局"砍价"对医药市场格局和医药格局的影响。这些反思折射出了"砍价"背后逻辑的复杂性，砍价幅度也并非越大越好，表现出一定程度的忧虑。截至 2020 年 8 月 29 日，知乎话题"如何看待医保专家的灵魂砍价"共有 30 个回答 [21]，单个回答最多点赞数仅 79 个。仅 30 个回答，寥寥无几的点赞数量，聚焦点也各有不同。

一匿名用户认为："这是一场在外行看来很刺激，在内行眼中很诡异的谈判。"[22] 在他看来，从专业角度出发，医保谈判，应该从药物经济学角度出发，谈研发、生产、配送等"成本"，临床数据、患者收益等"效用"等，所以谈判的基础应该是一个充满理性的比较、分析的来回沟通。但是从剪辑给出的信息来看，双方的博弈中，上述内容统统没有体现。这就让专业人士很费解，医保谈判不应该是买菜式的讨价还价。

由于该问题配的视频是"4.4 元 4 太多，难听，再便宜点"央视新闻发布的 58 秒视频，整个视频内容就是医保专家与企业代表在你来我往之中，几句话把价格砍下来了。所以知乎用户认为"纯粹的砍价是没有意义、药品采购的砍价也绝非菜场砍价一样简单"十分贴合该问题所配的视频，两位用户也向更深层次探索——应该如何确定价格和采购的药品名单。

用户"小平同学"回答："对百姓来说是重大利好……我们国家的仿制药要开始大洗牌了。仿制药已经没有市场了，要想活得久，必须要有创新药了。对于从业人员来说，医药代表太难了……"[23] 一名身为医药代表的匿名用户表示"形势愈演愈烈，事态越来越差，该找条后路了，正在考虑在医院门口开个店卖水果，感觉挺有前途的"[24]。

这两位用户回答的虽然是"如何看待医保专家的灵魂砍价"这一问题，但其答案有所拓展。他们认可医保谈判的积极作用，对国家医保目录药品，进行医保

---

[21]　知乎，https://www.zhihu.com/question/358272394，采集时间：2020 年 8 月 29 日。

[22]　知乎，https://www.zhihu.com/question/358272394/answer/914835195，采集时间：2020 年 8 月 29 日。

[23]　知乎，https://www.zhihu.com/answer/914644033，采集时间：2020 年 8 月 29 日。

[24]　知乎，https://www.zhihu.com/question/358272394/answer/914798563，采集时间：2020 年 8 月 29 日。

谈判是一件利国利民的好事，同时认为在国家统一采购药品的形势下，医药代表生存越发艰难。进入医保药品目录对于企业来说意味着更广阔、稳定的市场，只有加大药品研发力度，才是药企的未来出路。

虽然没有更加深入地向制度发问，知乎用户也不像大多数网民一样对于"医保局专家灵魂砍价"事件充满希望与喜悦，而是表达了担忧：药品质量是否良好？药企生态环境能否维持健康？

纵观该事件在这五个平台的表现，可以发现不同平台具有不同特点。该事件在微博、抖音、快手、B站四个平台热度高、网民态度总体积极向好，并且能保持高度一致；在知乎热度低、回答角度各异，人数虽少，但其中不乏独特思考，深入到产业与民生发展关系领域，对药企的竞争重点和格局影响，对药物经济的冲击等专业性问题的讨论。

（三）政府主动性、能动性较强

第一，议价能力强，展现了政府主导下的医保基金可以发挥更好的作用，进一步提升民生保障能力。当药企代表以药品在韩国的销售价格为例，表示国内售价是全球最低价，不能降低时，医保局专家回应："你有没有想过韩国多少人口，中国有多少人口，现在是我们整个国家来跟你进行谈判。再给你一次机会。"强调了中国市场体量的问题，给对方充足理由接受谈判价格，实现双赢互惠。

第二，谈判技巧强。药企第一次报价"5.62元"后，医保专家说："第二次报价，请你们一定要落到15%以内。"专家通过制订两次报价，否则出局的强势规则，牢牢把握主动权，之后，医药代表第二次报价给出了"4.72元"，最终以"4.36元"的全球新低价格成交，通过规则的制订和心理暗示，促使对方接近成本价销售。

第三，统筹兼顾各方利益。2019年12月3日，央视新闻在微博和B站发布了时长为15分8秒的焦点访谈视频——砍价背后工作实录。视频提到此次谈判核心在于三方兼顾——能够兼顾到患者的负担、基金的承受能力和企业的意向；解释了合理谈判价格的测算逻辑，药企与政府的沟通过程和保证谈判公正公平的工作方法。

第四，谈判成果较好。在全部 150 个谈判药品中，97 个药品谈判成功，价格平均降幅超过了 60%，谈判品种的覆盖面更广。覆盖了一些抗癌药品，还涉及一些罕见病的药品和一些儿童用药。无论从谈判成功的药品数量上，还是价格降幅上，或是在特殊病药品范围突破上，都取得了实实在在的成果，这些成果也必将让百姓受益。

第五，正面宣传效果较好。医保专家灵魂砍价事件中，政府不仅仅是主动应对，更是在主动宣传，主动丰富、完善信息。在第一条热门视频之后，主动补充发布后续制度揭秘与专家采访的视频，满足民众好奇心，回应民众未明确、准确表达却又真实关注的问题。

（四）重结果、轻制度

根据微博事件分析的表情分析[25]（图 2-29），转发与评论中点赞数量远超其他表情，排名前两位的表情是爱心和大拇指，可见大部分网民对于"医保专家灵魂砍价"事件还是喜闻乐见的。根据热门微博抽取的评论分析，有 76.4% 的网民对该事件持正面态度。微博、抖音等四个平台的热评也都聚焦在此次药品砍价惠及人民、支持医保局专家、支持政府这些方面。可见网民对于药品降价这一结果普遍感到比较满意。偶尔也有评论提出对药品质量的担忧，提出药品出厂价低，到手价高的现象，却没能追根溯源，更进一步问出"有无制度设计用以监督药品质量"的问题，制度意识稍显薄弱。

---

[25]　微博事件分析，https://www.wrd.cn/view/weiboEventAnalysis/analysisPreview.action，采集时间：2020 年 9 月 26 日。

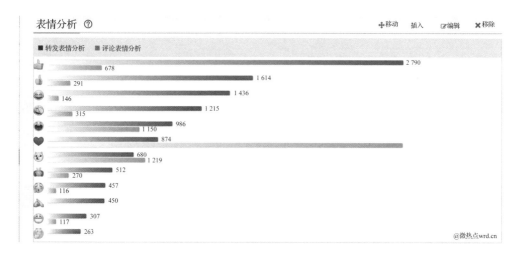

图 2-29　微博事件分析——表情分析

（五）视频成为舆情推动的主要形式

基于庞大数量的视频用户，本次事件具有以视频传播为主的特征。

从舆情引爆起点上看，医保局专家与药企进行谈判的实际日期在 11 月初，国家医保局的官网也从 2019 年 3 月开始公布相关事宜的安排进度，并发布了文图稿件，直到"@ 央视新闻"发布了医保局专家和药企进行谈判的视频，[26] 该事件热度才突然暴增，所以热度源于视频。

从评论依托载体上看，在传播过程中，微博事件分析[27]也表明，排名前十的热门微博和热门转发都配有视频，主要媒体"@ 央视新闻"的后续跟踪报道内容主要通过视频展示，网民的转发评论皆在视频下方。

从舆论传播媒介上看，该事件热度较高的另外三个平台——抖音、快手和 B 站，都是视频平台。用户使用这些软件的主要目的就是看视频，"医保局专家灵魂砍价"视频 B 站总播放量破三百万，抖音和快手更是单个视频播放量破七百万。

㉖　微博，https://weibo.com/cctvxinwen?is_all=1&is_search=1&key_word=4.4 元 4 太多 #1598694475132，采集时间：2020 年 8 月 29 日。

㉗　微博事件分析，https://www.wrd.cn/view/weiboEventAnalysis/analysisPreview.action，采集时间：2020 年 9 月 26 日。

五、反思

"医保局专家灵魂砍价"事件既是舆情事件，也是中国医疗卫生制度改革事业的一个剪影，体现了"以健康"为中心的转变。无论是从舆情还是改革的角度出发，该事件都有一定的启示意义。合理协调"整体与部分""调控与市场"关系问题是当前需要反思的问题，做好利益利润的再平衡，是深化医疗体制机制改革的关键。

国家医保局代表公众利益与药品生产企业谈判，是对公众利益与局部利益的再平衡，是与国内外药企综合博弈的问题。双方谈判的直接焦点在价格问题上，实质是以价格换取市场的综合考量。作为百姓利益代表的政府机构，天然具有更大话语权和权威性，为减少百姓医药花费，自然希望药品价格有所降低。但是既然是谈判，必然是双方意见协商的结果。此次报道中，政府作为优势方出现，但这样的优势是否会持续存在，它的内在机制原理是什么，如何看待与市场主体与监管机构的关系，如何避免政府机构陷入"既当运动员，又当裁判员"两难困境，这些是值得我们思考的问题。

一是单方谈判优势是否可以持续存在。能被纳入国家医保药品目录，对大多数药企产品销量来说无疑是利好的，因为国家医保局掌管着绝大部分的公立医院，因此产品销量肯定没问题。但是这里有一个利益平衡点的问题，作为企业，药企是要追求利益最大化的，药企一定会在市场销量的增加与市场价格降低造成的利润减少之间进行预估计算，如果药企估算结果为市场的销量增加并没有增加利润，则药企对于降价进入医保药品目录将热情不高，甚至可能出现拒绝降价进入医保药品目录的情况。所以任何谈判一方不能永远处于优势，而是保持着动态的平衡，只有在这样的规则下才能保证谈判可以持续下去。

二是作为药企本身，谈判话语权同样在谈判中也不可忽略。此次参与谈判的多数药企表现出了"失声"状态。作为与政府机构谈判的"对立方"，人们似乎已经习惯了政府机构作为优势方，但如果一些药企市场占有率本身很高，而产品的高技术壁垒又无法替代，又是治疗一些重大疾病的关键性药物，并且随着市场主体意识不断增强，在这种情况下，药企显然不会永久"失声"。正像《湖南日报》一篇报道指出的："可是怎样保证每场谈判都能达到砍价深入'灵魂'这一效果呢？显而易见，不能指望谈判专家的责任心、使命感和国人的砍价能力技巧。"⑳

三是谈判机制的建立不能仅以价格博弈为出发点。价格的高低当然关乎各方切身的利益，但是不能把价格作为衡量谈判成功与否的绝对标准，使得价格成为医保局与药企的"厮杀战场"。这样容易背离谈判的最初目的，背离医疗卫生改革根本目的，背离保障人民群众健康利益的目标。如果某个企业坚持价格不降，我们医保谈判机构是否可以将这个作为"一票否决"的条件呢，这时就要权衡医保基金量是否有足够能力支付相对高价的药品，考虑药品的受众人数，协调好特殊用药与常见用药的关系问题，从多角度衡量，才能做出合情合理的决定。

四是保障药品降价不降质并让利于民。做好医药市场监管职能，对纳入医保的药品进行严格监控，切实保证百姓的用药效果和用药安全。确保各个公立医院能够用上降价后的药品，防止医疗机构因为利润问题，过渡选择性用药，使得降价的药品没能用在百姓身上，只是理论上的降价，实际上的降价药品使用范围没有扩大，也损害了百姓利益，损害了药企的利益，这样的模式很难长久。

五是做好政府调控与市场决定作用的平衡。当前经济发展越来越朝向"市场在资源配置中起决定性作用"方向发展，国家医保局代表国民公众利益，是最大的医药消费市场，具有一定的"垄断"性质，药品是否纳入医保药品目录，甚至关乎药企的"生死"，但是作为国家的职能部门，也要兼顾药企格局，不能彻底打破"市场在资源配置中起决定作用"的总体格局，甚至引发"劣币驱逐良币"的市场错位发展，这样到头来还是要损害百姓切身利益。

---

⑳　徐建辉."灵魂砍价"当点赞，制度保障更让人向往［N］.湖南日报，2019-12-02（006）.

六是做好医院、药企、患者利益关系的再平衡。国家医保局采取了一系列严密制度，比如所有评审专家均是随机抽取产生；所有评审、遴选工作全程留痕；谈判现场邀请媒体和纪检监察等方面人员参加；谈判过程全程录音录像，做到所有证据可追溯、各方可申诉。[29]同时，通过调整、优化国家医保药品目录结构，抽取药物经济学家测算药品采购价格，由国家统一进行药品谈判与采购等手段提高医保基金使用效率。这在很大程度上促进了药品销售到地方公立医院环节的"回扣"问题、利益转移与输送问题的解决，实现了药企之间的公平竞争关系，同时，实现了医保基金支付市场与药品价格的再平衡问题，通过促进药品销量来平衡价格降低引起的利润下降。

---

[29] 《鼓励药品创新 推动药费大幅下降——解读新版国家医保药品目录》，http://www.xinhuanet.com/politics/2019-11/28/c_1125286958.htm，采集时间：2020 年 9 月 26 日。

天使遇上媒体

——"飞机上医生吸尿救人"舆情事件分析

一、前言

    一段时期以来，医患关系成为百姓关注的热点问题，一方面是伤医、辱医，对医生人身攻击和网络声讨的偶发现象，使得白衣天使的职业认同感有所降低，另一方面是就医费用昂贵。而医学行业本身壁垒高，对专业技术要求高，工作强度大，医院创收压力大，公立医院工资待遇与付出不成比例，加之公众的不理解，而出于职业素质本能，医生多数都能积极面对患者误解，使得医疗从业者十分"委屈"。

    这些新问题的发生固然与国家转型发展时期有关，与深化医疗体制机制改革中的不完善有关，与各类矛盾集中突发时期的大背景有关，但媒体自身发展的新特点、新样态、新问题，都使得医患关系问题更加复杂化，人们对传统媒体僵化报道的风格有所倦怠，相反新兴网络平台由于形式更加灵活多样，更加深入生活细节，信息更加碎片化，更加贴近普通百姓，更加按照受众特点精准定位，受益用户群体众多，这些因素使得新兴媒体展现了强大的生命力。

    近年来，有很多报道，如 2019 年 4 月新华社微信官方公众号的文章《被硬塞 3 000 元红包怎么办？这位医生的操作给出教科书式答案》[①]，7 月《连做 4 台

[①]《被硬塞 3 000 元红包怎么办？这位医生的操作给出教科书式答案》https://mp.weixin.qq.com/s/YalRINKqUsaGogWuQ71bmQ 采集时间：2020 年 5 月 16 日。

手术后，医生瘫坐妻子病房门口：我的孩子还在抢救》[2]，以及9月《这张医生半跪在地上的照片，太暖了！》[3]，都向公众反映医生"救死扶伤、温暖有爱、恪守医德"的优良品德，受众对医患矛盾的认识逐渐理性化。

"飞机吸尿救人"是正面报道的典型案例。2019年11月20日，《广州日报》官方微博发布了"医生飞机上用嘴为老人吸尿"事件的文字及视频，并在11月21日此事件登上微博热搜，第一次引爆舆论。25日肖战祥医生捐出10万元奖金以及27日"吸尿救人医生回国详述事发经过"引起了稍小热度的舆论。28日各大媒体再度报道"飞机吸尿救人医生获奖感言"，张红医生幽默的说话风格再次吸引全网的关注，29日达到舆情的第二个高峰。之后事件热度迅速下降，舆情消退。

在此事件中，舆情始终围绕着"吸尿救人"等关键词展开。该事件报道关键的特征是将治病救人职业道德与高尚行为与"吸眼球"的措词结合，迅速形成热点。广大网友对医生施救行为，纷纷点赞，但是其中也有少数网友质疑医生行为是炒作，这种怀疑也值得反思。本文将从此事件的舆情传播特征以及媒体影响医生形象的作用展开深入分析。

二、"吸尿救人"事件舆情波动历程

2019年11月19日，在广州飞往纽约的CZ399航班上，一名老年患者由于无法正常排尿极度痛苦，情况十分危急。听到寻求医务工作者的广播后，暨南大学附属第一医院介入血管外科医生张红与海南省人民医院血管外科医生肖占祥第一时间前来救助。当时距离目的地还有6个小时的航程，医生判定在高空这一特定环境下，老人随时可能膀胱破裂，长时间的疼痛还可能引发心血管疾病。在询问病史以及简单体检并征得家属同意后，两名医生尝试保守治疗（膀胱热敷）无

---

[2]《连做4台手术后，医生瘫坐妻子病房门口：我的孩子还在抢救》https://mp.weixin.qq.com/s/lCmJDNmo8wEvn-l4NpD6Ug 采集时间：2020年5月16日。

[3]《这张医生半跪在地上的照片，太暖了！》https://mp.weixin.qq.com/s/3Yi55k9K-LbeFizi9NyIUw 采集时间：2020年5月16日。

效后，利用机上急救医疗设备进行穿刺治疗稍有成效，但由于客舱空间有限，无法利用压力差自动引流老人膀胱内的尿液，加之膀胱因过度胀大自主收缩功能减弱，使得穿刺引流无法进行。于是张红医生想到用嘴吸出尿液，两名医生制作出临时导流管，张红医生不断为老人吸出尿液，肖占祥医生也根据膀胱积尿情况不断调整穿刺位置和角度，确保最大限度排出积存尿液。在通过 37 分钟吸尿排出八百毫升尿液后，老人转危为安。张红医生用嘴吸尿救治病人的视频在事发后一天（20 日晚）被上传至网络，"医生飞机上用嘴帮老人吸尿"这一话题于 21 日迅速登上微博热搜榜第一位，立即引发网友们刷屏式致敬。在抖音、微博等平台，相关内容获得几百万网友点赞。

2019 年 11 月 26 日，刚回国的张红医生接受了梨视频的采访，详细描述了当时的情况，于 27 日引起较小范围的讨论。

2019 年 11 月 28 日，暨南大学附属第一医院举行表彰大会，授予在飞机上吸尿救人的张红医生"暨南杏林楷模"称号，张红医生在表彰会上风趣幽默的发言于 29 日引来网友再度关注，如"太太不亲我了"以及"越好的啤酒越不敢喝了"纷纷成为各大媒体文章的标题再次引发热度。接下来将分析此舆情事件发展的不同阶段。

（一）舆情初起即达高潮：救人事件被报道，标题引人注目

2019 年 11 月 20 日晚 22 点 19 分，《广州日报》官方微博以"医生飞机上用嘴帮老人吸尿"为话题发布了张红医生吸尿救人事件，此时舆论场中的核心传播用户为关注《广州日报》微博的网友，广东当仁不让地成为"吸尿救人"事件的讨论中心。而后，在 11 月 21 日上午，此条微博被推上微博热搜榜第一，标题中引人注目的字眼"吸尿"进一步引导公众对此事件的高点击率，《广州日报》此条微博共计获得 138 万个点赞。而当此事件被推上热搜 ④ 后，除《广州日报》官

---

④ 微博热搜榜：为用户提供网友热搜的事件、话题，同时提供不同领域的分类热搜榜，如综合热搜、时事热搜、影视热搜、名人热搜、财经热搜、体育热搜等，用户可以之实时了解大家正在搜的热点信息。https://s.weibo.com/top/summary

方微博，澎湃新闻、凤凰网视频、《环球时报》、中国新闻网等官方微博都在
21 日发布此事件，进一步提升了事件的热度。另外，微博热搜给此事件带来的
高热度也引来其他平台如腾讯新闻、今日头条等客户端以及微信公众号等对此事
件的报道。

　　在众多媒介平台中，微博一举成为讨论量最高的平台，话题"医生飞机上
用嘴帮老人吸尿"共计获得 8.2 万讨论量，6.4 亿阅读量。根据微热点以"吸尿
救人""张红医生"为关键词统计，11 月 21 日全网共计 56 194 条相关信息，其
中微博占 5 万条信息，根据图 2-31 也可知，微博成为舆情热议的中心。同时根
据图 2-30 可知，此舆情事件具有在短时间内达到舆情高峰的特征，其原因也显
而易见，微博作为信息的主要传播媒介通过"热搜"这一被网民广泛使用的获取
实时信息的工具，起到将信息推至大众眼前的作用，也起到了引爆话题浏览量的
作用。

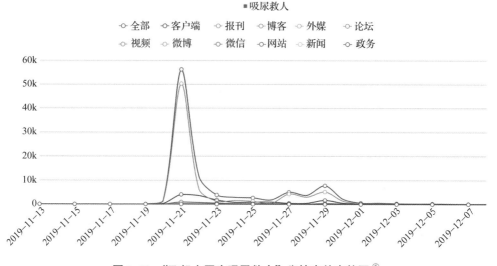

图 2-30　"飞机上医生吸尿救人"舆情事件走势图⑤

---

⑤　数据来源：微热点信息监测，采集日期：2020 年 5 月 31 日。

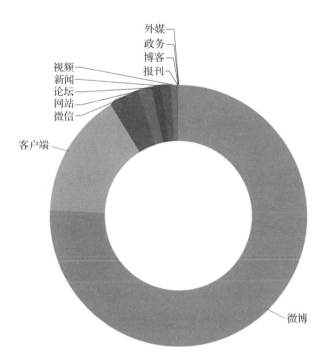

图 2-31　"飞机上医生吸尿救人"事件媒体传播类型 [⑥]

（二）舆情继续发酵：追踪报道救人事件详情

　　11 月 26 日，张红医生接受了梨视频专访，完整回顾事发经过，在 11 月 27 日头条新闻以"吸尿救人医生回国详述事发经过"为话题发布了张红医生接受采访的视频，此话题有 1.1 亿阅读量，引起 4 581 条讨论，虽然不及事件发生时被推上热搜后的信息量，但也可以看出此后续报道被网友广泛阅读，具有一定的传播作用。

　　在此报道中，梨视频主要针对飞机上吸尿救人事件的具体经过、医患关系、给予同行业医务工作者的建议进行访谈。张红医生在视频中补充了救人事件的详情，同时也就医患关系指出医生与病人是相互依赖的，张红说，"医生和患者其

---

⑥　数据来源：微热点信息监测，采集日期：2020 年 6 月 6 日。

实是一个共同体，没有患者，医生就没有存在的必要"。这一访谈缩减了医生与患者之间的供给需求感官差距；另外张红医生也强调了自己的行为很普通，不必过度宣扬，"在特定的环境条件下，做了一个很普通的事。就一个医生来说是一种本能，是一个本职工作，一种天职所在，没有说它有什么特殊"；此外，他还给予在紧急情况下的医生建议，"作为医生，在这个情况下一定要毫不犹豫地出来，至于你能不能做、做到什么程度那是一回事，出不出来那是一回事；无论在多么紧急的情况下，医生应该保持镇静，按照医疗的常规操作来；一定要和周围的人包括病人和家属、周围其他人进行充分解释和沟通"。在这里张红医生传达出医生应存紧急情况下心寄生命的职业素养。

此微博引来网友们的点赞，网友感动、敬佩于张红医生的救人行为，但大多数网友也认为媒体不应当过度报道、打扰张红医生的生活，媒体过度报道反而让好事被炒黑，因为许多事件在多次报道后会被认为是事件中主角的炒作行为，从而引起网友的厌恶；也有网友表示不应该以此事件对广大医务工作者进行"道德绑架"，后文将进一步分析网友态度。

（三）舆情收尾：救人医生获奖感言再受关注

11 月 28 日，新浪新闻以"飞机吸尿救人医生获奖感言"为话题发布了张红医生在表彰大会上风趣言论的报道，新浪新闻客户端以文字与视频结合的方式总结了发言要点，其中"太太不亲我了"以及"越好的啤酒越不敢喝了"两句成为网友以及各家媒体的话题中心。此话题共计获得 2.3 亿阅读量、6 030 条讨论，张红医生的幽默发言也引来众多网友点赞。

在此微博下，除了向张红医生致敬外，网友们也纷纷以幽默的方式调侃评论，如"@月亮啊喂喂喂喂：哈哈哈哈太太不亲我了"，"@给文字组合的小萌新：哈哈哈，不喝啤酒了［哈哈］是因为啤酒像……"；同时也有网友认为不应该叫张红医生为"吸尿医生"，这是对张红医生的不尊重，网友"@明星花痴粉"评论："哎呦喂，以后能不能不要叫'吸尿医生'，他有名字，叫张红。"此网友的评论也让我们开始反思媒体就吸尿救人事件对于"吸尿"这样夺人眼球的词汇是否过度强调，从而偏离了救人事件的本质，让好事变成以"吸尿"为奇的娱乐。

除微博外，各微信公众号、新闻客户端也就张红医生的幽默发言发表了各类文章，如央视新闻在 11 月 29 日的文章《主播说联播 | 吸尿救人医生说不敢再喝啤酒了，海霞说了一个字》[7]，同日《人民日报》也发表文章《"啤酒不敢喝，太太不亲我了！"吸尿救人医生受表彰，获奖感言太幽默》[8]，阅读量均超过 10 万。文章大多以视频、文字与图片相结合的方式，给阅读者带来最直观的信息，而微信的"在看"[9] 功能也让公众号的文章更具传播作用。

三、舆论态度

（一）研究设计

本研究通过微热点网络平台采集系统，查找到关于"飞机吸尿救人事件"的最热微博，由于该话题的时效性，部分微博无法全面反映网民意见，因此综合考虑抽样研究中信度、效度及可操作性等因素，本研究选取《广州日报》一则题为"37 分钟紧急救治！医生飞机上用嘴帮老人吸尿：天职所在 [中国赞]"[10] 微博的38 777 条评论作为普通网民态度的抽样总体，通过系统抽样的方法抽取 200 条网民评论，然后对该 200 条评论的内容进行分析。

由于网友的态度指向大多呈现较高正面性，但评论对象及角度不尽相同，因

---

[7] 《主播说联播 | 吸尿救人医生说不敢再喝啤酒了，海霞说了一个字》https://mp.weixin.qq.com/s/O-LxoYxYAmVzVBoIkG-gKA 采集时间：2020 年 5 月 10 日。
[8] 《"啤酒不敢喝，太太不亲我了！"吸尿救人医生受表彰，获奖感言太幽默》https://mp.weixin.qq.com/s/Q-_TZs7i3osrZj_X28oxDA 采集时间：2020 年 5 月 10 日。
[9] 在看：微信中的一种文章传播方式。当阅读者点击文章右下角的"在看"，这篇文章将被推送到相关位置，微信好友可在"看一看"中看到此文章推荐。
[10] 微博来源：https://m.weibo.cn/status/4440828745288650？采集时间：2020 年 8 月 21 日。

此本研究主要将网民关于"飞机吸尿救人事件"的评论，根据评论指向划分为救人医生、医患关系、传播媒介以及机组急救设备四类，再细分"正面""中立"和"负面"三种态度，但是通过对评论的观察，在这三种态度之下还存在许多不同的评论方式和形成该评论的原因，因此本研究进一步对该微博下的评论进行了整理和归类。

（二）研究方法：态度标记法

本研究对收集到的网民评论样本，先根据对象与态度两个维度进行划分（其中，对象是指网民评论中所进行评论的客体；态度划分为正面、中立、负面三个大类，正面指对该对象进行赞美、致敬等积极评价；中立态度指不对评论对象进行好恶评判，具体指对对象进行客观的分析、提出建议等；反面则指对该对象持否定、批判等消极态度），再计算每一种态度的占比，通过不同占比来直观地分析网民心态的整体情况。

（三）舆情态度分析

1. 舆情态度总体情况

通过对普通网民微博评论态度分析可以看出，普通网民对"飞机吸尿救人事件"的态度中，"正面态度"占比最高，达到92%，是对于此事件的主流态度，其中对救人医生的致敬、赞美占比最高，其次是"中立态度"占到4.5%，最后是"负面态度"，仅占3.5%，主要针对医患关系以及传播媒介。具体数据见表2-9。

90%的网友通过"飞机吸尿救人事件"赞美张红医生作为医者的品质，感动并向其行为致敬以及祝福张红医生，媒体对于此事件的报道也引来一部分网友对医生群体的致敬，可见对于医生正面事件的报道在一定程度上有助于医生正面形象的塑造。尽管对救人医生的正面积极评论占比极高，然而其余8%针对不同方面的中立或负面评价更加不容忽视，并且有部分中立或负面评论热度较高，说明虽然这些评论占比小，但其观点受很多网民认同，更值得我们关注。

表 2-9　普遍网友微博评论态度表

态度对象	正面		中立		负面	
	计数	比重	计数	比重	计数	比重
救人医生	180	90%	4	2%	0	0%
医患关系	4	2%	3	1.5%	4	2%
传播媒介	0	0%	0	0%	3	1.5%
机组急救设备	0	0%	2	1%	0	0%
总计	184	92%	9	4.5%	7	3.5%

其中中立或负面意见主要集中于以下几个要点：评价吸尿救人行为存在的危险性，质疑张红医生的救人方式，建议航空公司在机上增加急救医疗设备；借此事件抨击"医闹"患者，讽刺某些医生乱开药、乱检查、乱收费现象，抨击媒体平日里"娱乐至上"的关注点，质疑媒体视频涉及张红医生的隐私问题等。

2. 正面事件下中立与负面评价成因分析

在热门评论中，有医生网友评论质疑张红医生吸尿救人的做法，但也有网友为其说话，同时也有网友指责媒体报道从而造成专业医生提出疑问却被骂的局面。由此可以看出网友对同一件热门突发事件会从多角度看待问题。而对于张红医生此正面事件的质疑：一是源于医生群体的职业判断，泌尿科医生对于事件中患者的症状尿潴留有理性的职业判断，因此对于张红医生"吸尿"这样在一般人眼中突兀的做法提出理性疑问；二是由于媒体报道的不全面性，网络上的实时报道往往不涉及事件细节，大多仅含对时间、地点、人物、动作的传达，无法完全表现事件的具体情况，更易造成他人对于正面事件的误解。

在批判道德绑架医生群体方面，网友"@五行缺觉huster""@十分可爱得十分"分别评论"比较排斥看到'医德'这种说法，反过来说，如果这个医生不这么做就是没有'医德'么？道德不应该用来约束他人而是约束自己。""向伟大的人致敬！但是这非常人所能，也是冒着感染风险的。不要用这种高度标准要求每一位医生！懂得感恩才会让越来越多医生愿意这样呀［泪］［泪］"，这两条评论获得许多网友的认同，张红医生的行为是伟大的、令人敬佩的，但这样的救人行为已经超过了"医德"层次，如果以这样的标准要求医务工作者会让青年群体对于医生这一职业望而生畏，因此网友们认为不应该因为此事而升高对道德水准的要求，也表现出对于未来类似事件中存在医务工作者没有达到此要求而背负骂名的担忧。

在对机组急救设备提出建议方面，网友"@叫我青霉素"评论"飞机上真该准备这些简单的医疗设备了"，这是出于防范角度的理性建议。在针对医患关系方面，有借此事件讽刺"医闹"的网友，也有批判医生缺乏医德的网友，如"@传说中的兔子地盘"评论道"这就是医生，麻烦那些人别到处给医生，给医患关系抹黑了好吗，"然而对于医生的负面评价却遭到了许多网友的驳斥，从而也反映出医生负面形象在大众印象中逐渐消退。

在传播媒介针对热门事件报道以及个人隐私问题方面，网友"@人穷就需顾家"评论"这才是我们需要关注的人，而不是整天去关注那些所谓的明星的结婚、离婚、分手、出轨！最近老是一打开微博就是看到不是这个明星结婚就是那个明星离婚，出轨，真烦！而这些真正的正能量的，却没看到宣传！"指出热搜应该更多为这类正能量事件服务，而非博人眼球的娱乐圈事件；网友"@我们啊娜"评论"我觉得人家愿意帮老人吸尿不一定愿意在这么多人面前露脸吧，希望这个视频是经过人家同意的"，认为媒体对于张红医生的视频报道违背其救人本心，可能会打扰到其生活，这从侧面反映出媒体常常为赚取热度而过度消费事件主角的行为。具体情况如表 2-10 所示。

表 2-10　网民对"飞机吸尿救人事件"评论内容分类表

态度	针对对象	具体指向	评论例子
正面 92%	1. 救人医生 90%	医生品质 90%	"@无暇四顾 002"："这才是真正的天使，父子都很难做到，一个素不相识（的人）竟然能做到了，了不起啊。"
	2. 医患关系 2%	医务工作者 2%	"@真爱无限 166"："医者都有善心。"

态度	针对对象	具体指向	评论例子
中立 4.5%	1. 救人医生 2%	质疑救护方式 1%	"@泌尿外科杨大夫"："既然穿刺成功，膀胱内压力大，尿液自然能排出，自然能减压，避免膀胱破裂，为何还要用嘴吸？还有飞机上备有急救箱吗？急救箱里面有注射器吗？注射器也可以吸，有点费解，不过要为他的付出点赞。"
		评价事件本身 1%	"@小怪兽被你打跑了"："你们不会明白，这么穿刺有多危险，感染的概率有多高。"
	2. 医患关系 1.5%	"道德绑架" 医生群体 1.5%	"@五行缺觉huster"："比较排斥看到'医德'这种说法，反过来说，如果这个医生不这么做就是没有'医德'么？道德不应该用来约束他人而是约束自己。"
	3. 机组急救设备 1%	提出建议 1%	"@叫我青霉素"："飞机上真该准备这些简单的医疗设备了。"
负面 3.5%	1. 医患关系 2%	患者 0.5%	"@传说中的兔子地盘"："这就是医生，麻烦那些人别到处给医生，给医患关系抹黑了，好吗"
		医务工作者 1.5%	
	2. 传播媒介 1.5%	热搜关注点 1%	"@人穷就需顾家"："这才是我们需要关注的人，而不是整天去关注那些所谓的明星的结婚、离婚、分手、出轨！最近老是一打开微博就是看到不是这个明星结婚就是那个明星离婚、出轨，真烦！而这些真正的正能量的，却没看到宣传！"
		报道隐私问题 0.5%	"@我们啊娜"："我觉得人家愿意帮老人吸尿不一定愿意在这么多人面前露脸吧，希望这个视频是经过人家同意的。"

四、舆情特点

（一）舆情生命周期短：舆情高峰明显，初始期即高峰期

如上文所述，该事件在 11 月 20 日被报道后迅速开始舆论发酵，第二日，由于微博热搜助力、话题关键词夺人眼球，且更多媒体竞相报道，网络搜索量暴增，热议度在 11 月 21 日上午持续走高并到达最高峰。随后几天内，各方媒体陆续推出了对本事件的详情采访、过程整理等相关报道，整体热度在波动中逐渐下滑，而 11 月 28 日媒体再次报道张红医生在表彰会上的幽默发言，获得了许多网友的关注，各大媒体也根据"太太不亲我了"以及"越好的啤酒越不敢喝了"为标题撰写了相关文章。在 11 月 29 日之后，舆论热度逐渐消退，媒体对于"飞机吸尿救人事件"的完整报道从事发到事后就好像一部完整的连续剧，舆情周期大约 10 天，相对较短，这可以归因于救人事件正面、简单、易描述，不似医患纷争等事件有一波三折的效应。另外，由于微博热搜能将话题阅读量带到极高水平，此事件在初始阶段就达到了舆情最高峰，后来 27 日及 29 日话题度虽有小幅上升波动，却远远不及 21 日的讨论热度。

（二）舆情媒体来源：微博成为最大热度中心

1. 媒体热度总体概览

从媒体来源占比统计图中可以看出，在众多社交媒体和网络平台中，微博是讨论热度最大的平台，占比达到 76.34%；其次是新闻客户端，占比达到 15.29%；同时，微信平台也贡献了相当的讨论热度，占比达到 3.60%；其余较为活跃的平台还有网站、论坛，占比分别为 1.55%、1.21%。具体数据可见图 2-32。

在对"飞机上医生吸尿救人事件"进行报道的各大媒体网站平台中，由于微博热搜榜给此事件带来的阅读量极高，因此在微博平台引发了巨大的舆论关注

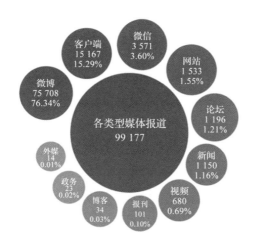

图 2-32　"飞机上医生吸尿救人"事件媒体来源占比 [11]

度。此次舆情中，微博的热度占据了媒体传播中的最大比例，多方媒体也争相报道，全网讨论广泛。本研究从各大媒体平台选取了热门新闻，并对其讨论角度和关键词进行整理，制作了表2-11。由表可见，大部分文章是对新闻事件进行描述或者事后采访事件亲历者所做的整理，其中会总结事件发生背景、行为背后的具体原因、事件细节以及事件主角背景信息等；而另一部分则对事件进行追踪报道，其内容结合后续表彰会上张红医生的表现以及其身边人对他的评价；也有一小部分媒体站在医学专业角度，向大众科普患者的疾病"尿潴留"，以及治疗、预防措施。具体可见表2-11。

表 2-11　活跃媒体热门新闻及其关键词

媒体	序号	新闻标题	关键词	日期
微博	1	37分钟紧急救治！"医生飞机上用嘴帮老人吸尿"：天职所在［中国赞］	事实概述	2019 年 11 月 20 日
	2	"吸尿救人医生回国详述事发经过"：来不及犹豫，不要把我当成标准［话筒］	详情描述	2019 年 11 月 27 日
	3	"飞机吸尿救人医生获奖感言"：太太不敢亲我了，啤酒不敢喝了［允悲］	后续追踪	2019 年 11 月 28 日

⑪　数据来源：微热点全网事件分析，采集日期：2020 年 8 月 23 日。

续表

媒体	序号	新闻标题	关键词	日期
微信	1	飞机上吸尿救人的医生，"怕太红"	详情描述	2019 年 11 月 21 日
	2	《Stone 小百科》——吸尿救人，除了点赞，你还应该知道啥？	专业解释	2019 年 11 月 26 日
	3	获奖感言亮了！"吸尿"救人的医生还是个段子手……	后续追踪	2019 年 11 月 29 日
腾讯新闻	1	吸尿救人是融入血液的职业精神	事件评价	2019 年 11 月 22 日
	2	吸尿救人是作秀？当事医生"重现"当时情景！	详情描述	2019 年 11 月 25 日
今日头条	1	医生用嘴吸尿救人，医生说：吸尿第二口就想吐了，但无怨无悔，	事实描述	2019 年 11 月 21 日

2. 媒体指向与大众情绪

媒体对于事件的报道维度往往体现媒体的情绪指向，如 2019 上半年舆论热度极高的仁济医院铐医事件，媒体报道除了事实描述外，还起到了舆论引导的作用，文章《上海仁济医院医生被铐后，"始作俑者"你可知罪！》[12] 探讨各方对舆论的控制能力，批判医疗自媒体恶意裁剪新闻事实、煽风点火带节奏的行为，呼吁大众不要盲目跟风，由此我们可以看到由于部分网络大 V 缺乏自我约束，更易在医患矛盾或涉及其他第三方事件中为舆论引流。而张红医生吸尿救人事件的报道主体则主要为官方媒介，且舆论中心基本集中于微博，如对原事件描述型报道主要集中在《广州日报》《人民日报》等官方媒体，官方媒体的报道一来对于标题用词有所控制。尽管"用嘴为老人吸尿"字眼引人注目，但官方媒体没有故意放大"吸尿"等字眼，标题尽量呈现对事实的客观描述，因为对于"吸尿"等词汇的过度渲染容易使事件娱乐化，从而带来对救人医生的困扰，如网上有一则短视频中男子模仿吸尿行为[13]，虽然传播度低却可看出网友恶搞的意味，内

---

[12] 《上海仁济医院医生被铐后，"始作俑者"你可知罪！》https://www.sohu.com/a/311584496_374918 采集时间：2020 年 9 月 23 日。

[13] 模仿吸尿视频：https://m.weibo.cn/6179910680/4505253510753894 采集时间：2020 年 9 月 23 日。

容低俗。官方媒体对此事件还具有澄清疏导作用，由于官方媒体的最初报道易引发部分公众对于救人医生"吸尿"行为的质疑，澎湃新闻进一步采访了张红医生吸尿救人的事发详情，还原事件原貌，避免自媒体"另辟蹊径"歪曲正面事件的情况。

（三）舆情地域分布：北京、广东为绝对热度中心

由于广州作为事发所属航班的始发地，并且"@广州日报"官方微博最先发出"飞机吸尿救人事件"报道，因此广东搜索指数在所有地域中排在前列。北京作为首都，媒体众多，例如"央视新闻"等官方媒体均发布此新闻，故而信息量位居榜首。但值得注意的是山东、河南、江苏三省讨论热度也相当高，这或许与持续跟进此事件的网络媒体运营者的所在地有关，这也体现出在网络舆情中热度分布与传统舆情的不同（表2-12）。

表2-12 "飞机吸尿救人事件"舆情地域分布[14]

地域	信息数
北京	17 890
广东	17 748
山东	5 687
河南	4 952
江苏	4 940
上海	4 303
四川	4 089
浙江	3 880
河北	3 430
安徽	2 517
辽宁	2 477
湖北	2 467

---

[14] 数据来源：微热点全网事件分析，采集日期：2020年8月23日。

（四）关键词：医生、吸尿、张红

通过分析此次舆情事件相关关键词如图2-33，可以发现"医生""吸尿""张红"等词是舆论中提及最多的词汇。大部分被集中讨论的关键词是救人事件的客观反映，"张红医生"是此事件的主角，"吸尿"是此事件最夺人眼球的字眼，也是救人过程中的关键操作，除此之外热门关键词还包含事件背景、操作手段、主角身份信息等，可以看出媒体报道主要集中在事件的客观描述上；同时也有"天职"这类表达对救人医生赞美的词汇，带有明显的情绪指向性。

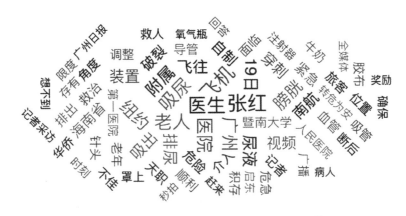

图2-33 "飞机吸尿救人事件"舆情关键词[15]

此外，在关键词中还可以明显看到"广州日报"、"视频"等传播媒介与素材，可见短视频对于信息网络传播的显著推动效果。大多数媒体的报道均以短视频加文字作为主流传播手段，短视频中包含张红医生吸尿救人的录像并配有一系列文字描述，给人以信服感，同时也适合如今快节奏的网络浏览方式，相较于详细描述、长篇大论，网友更喜爱这样简明又直观的方式。但也有网友因此质疑张红医生"吸尿救人"一举是否为作秀，因此11月22日张红医生本人在微博上发文回应，感谢网友们的赞誉并陈述了用嘴吸尿的原因，获得了14万的点赞。

---

[15] 数据来源：微热点全网事件分析，采集日期：2020年8月23日。

这里也体现了网络舆情的另一个特性，当事人可向广大群众回应事件，受众也能直接向当事人表达疑问、致敬等态度，以此避免误解、争论等不必要的网络冲突，也可以快速化解已经存在的质疑与误解。

五、反思与建议

（一）好的故事更需要好的表达

通过梳理此次舆情高峰点，我们可以发现这样一个规律，舆情的最高峰是被"吸尿救人"这样的标题迅速引爆的，第二波讨论是由当事人对此事的陈诉引发的，其实是"吸尿救人"同一个事件舆情热点的再燃烧。第三波高峰引发的直接原因是张红医生的得奖发言，其中关键点是"太太不亲我了""越好的啤酒越不敢喝了"这样的表述，展现出了其亲切的形象。"吸尿"对于普通大众非常容易接受，没有因为词汇的生疏形成"距离感"，属于"下里巴人"式的表达。而广大群众恰好是我们的主体力量，也是传播对象中的真正主体。媒体和新闻工作者要在这方面加以反思，新闻工作必须深入生活，深入群众。宣传只要感动人就一定能够掌握群众，实现正能量的传播，而要想打动人，就要"说他们的话，表达他们的情感，讲他们的故事"。张红医生的表达恰恰就是戏谑地表达了自己对救人这样的"大事"的态度，他认为这不过是他作为一名医生的"普通事"。这样的表达具有更强的穿透力和代入感。像"菜叶上的露珠"具有鲜活的感染力，引起广大网民的同理心因而产生较强的感染力也就是自然而然的事了。

（二）热闹过后是正能量的底色

"吸尿"更具有形式意义，"救人"才是本质的表达。去掉因"吸尿"字眼关注此事件的网民，有一部分人表达了对"真善美"的崇敬和向往之情。舆情事件单单吸引流量的增加还远远不够，更重要的是完整传达出医生作为当事人的真正职业道德与高尚精神，而不能过度"娱乐化""碎片化"，"欢呼而散"过后剩下的短暂"欢愉症"，没有思考背后反映出的社会的公德与美德和医生行业的救人治病的高尚情操。在此次舆情事件中，容易忽略的是医生冒着巨大风险进行救人的行为，特别是在当前医患关系比较微妙的状态下，张红和肖占祥两位医生在关键的时刻还是选择了救人。针对此次救助行动，张红称"有失败的风险、并发症的风险、感染不治之症的风险"[16]。机组从职业角度提出备降方案，"他们提出紧急备降阿拉斯加或者加拿大西部的机场"。考虑到要花费 30 分钟到一个小时，并且备降费用不低，肖占祥依靠较好的专业判断，认为他们的方案风险不大，副作用较小，应该尝试，最终说服了机组人员，并在两人默契配合下完成了"高空中的急救"，反映了作为职业医生在解决突发复杂问题时精湛专业技术能力。

（三）防止好人好事被舆论绑架

医疗从业者中不缺少好人好事，但他们未必善于面对媒体高度的曝光。面对"道德"拷问，面对网友"人肉"本能，作为一名职业医生，更需要一份"宁静"。媒体在此事件报道中使用了视频结合文字的方式，后续又有一系列图片，媒体工作者却不考虑张红医生现实生活中、工作上会不会受影响，即使被报道的是一件正面事件，张红医生会不会因被媒体曝光而遇到麻烦。其次，许多媒体不仅让张红医生回忆描述事件的详情，更是采访了其同事，也就是说张红医生周围的群体也被媒体打扰了。虽然短视频更迎合大众"消费"心理，但也暴露了"短"的弊端，如此事件中同行网友对"吸尿"等步骤提出疑问，更有人质疑张红医生"吸尿"的做法是作秀，这使得张红医生也在个人微博中为事件疑点发文解释，颇有好事多磨之感。从报道中我们得知两位医生各自先后获得所在单位奖励 10 万元，但是都选择了爱心捐赠，面对舆论与公众，在做好人好事过程中，

---

⑯ 《南方都市报》，2019 年 11 月 26 日，GA12 版。

是否容易让人思考，风险需要医生个人承担，奖励捐赠将会成为"教科书"操作。我们是否应该建立一套完善的机制，让好人好事、救人治病真正减少风险，让医疗行业从业者不仅有能力救人治病，更有勇气救人治病。因此，防止舆论绑架当事人，造成做好事负担过重的情况出现，媒体在提升流量传播正能量的同时，也应该探索建立相关的体制机制。

叁　新媒体排行榜

全国各省（区、市）卫生健康委员会官方微博运营情况研究报告

一、前言

随着互联网的迅速普及，网络几乎成为日常生活中必不可少的一部分，而微博则是官方与大众联系的重要桥梁之一，大众不仅可以从官方微博中获取最新消息，还能各抒己见。中国互联网络信息中心（CNNIC）于 2020 年 4 月 28 日发布了第 45 次《中国互联网络发展状况统计报告》，报告显示："截至 2020 年 3 月，我国网民规模为 9.04 亿，互联网普及率达 64.5%。"[①] 在此背景下，新型网络社交平台都处于飞速发展的洪流中，以微博为例，随着产品的优化和内容消费体验的不断提升，微博用户的规模和活跃度也在强劲提升。2020 年 2 月 26 日，新浪微博发布了 2019 年第四季度及全年财报，截至 12 月末，微博月活跃用户达到 5.16 亿，相比 2018 年年底净增长约 5 400 万，其中移动端占比 94%；日活跃用户为 2.22 亿，同比增长了 2 200 万。[②] 报告显示，截至 2019 年 12 月 26 日，经过微博平台认证的政务微博已达到 179 932 个，其中政务机构官方微博 138 854 个，公务人员微博 41 078 个。2019 年，在政务新媒体关停整合的背景下，政务微博稳步前进，在原有的基数上继续扩张规模，吸引了越来越多的机构和个人加入，参

[①] 中国互联网络信息中心，中国互联网络发展状况统计报告，采集日期：2020 年 5 月 5 日。http://www.cnnic.net.cn/hlwfzyj/hlwxzbg/hlwtjbg/202004/t20200428_70974.htm

[②] 微博 2019 年营收 122.4 亿元，广告收入占比 86.6%，采集时间：2020 年 5 月 7 日。https://news.pedaily.cn/202002/451928.shtml

与社会的共治共享。③

2019 年以来，党中央、国务院对政务信息公开和政务新媒体发展提出了更加严格的标准和更加高远的目标。2019 年 4 月 17 日，国务院办公厅发布《2019 年政务公开工作要点》，强调"着力提升政务公开质量，以公开稳预期、强监督、促落实、优服务"。文件指出，要"理顺政务新媒体管理机制，推进政务新媒体健康有序发展"，"加大政府信息公开力度，既要在公开数量上有所提升，更要在公开质量上有所优化"。④各级各类政府部门积极响应、大力推进"互联网＋政务服务"，"让百姓少跑路，让信息多跑路"，通过新媒体平台发布信息、实现交流互动，提升信息流通效率，加快推动政府职能转变。

由于国家聚焦政务新媒体的监督管理工作，2019 年被称为政务新媒体管理元年，而 2019 年同时也是微博诞生的第十年。作为政务新媒体中起步最早、发展最成熟、氛围最开放的平台，政务微博不断发展、不断完善，坚持以服务和互动为核心，拉近政府部门与公众之间的距离。

在各类政务信息中，医疗卫生领域一直是公众最关心的。2018 年 3 月，"中华人民共和国国家卫生计生委"正式更名为"中华人民共和国国家卫生健康委员会"，这一改革的初衷是将以治病为中心转变为以人民健康为中心。正是因为医疗卫生、人民健康是公众聚焦的中心，从 2013 年开始，各省、自治区、直辖市的卫生主管部门开始开通并运行微博、微信，利用新媒体平台向公众传播医疗卫生信息、养生健康知识，并及时公布政府的相关政策、政务信息，增强与公众的互动，及时听取公众的意见并解答疑问，营造良好的舆论环境。当然，目前仍有部分地区的卫生主管部门对微博平台的应用比较滞后，并未真正发挥新媒体在传播与互动中的作用。

基于上述背景，本研究以 31 个省、自治区、直辖市的医疗卫生主管部门的

③ 《2019 年政务指数·微博影响力报告》，采集时间：2020 年 5 月 8 日。http://yuqing.people.com.cn/NMediaFile/2020/0117/MAIN202001171722000261251830504.pdf

④ 中国政府网，国务院办公厅印发《2019 年政务公开工作要点》，采集日期：2020 年 5 月 12 日。http://www.gov.cn/xinwen/2019-04/29/content_5387467.htm

新浪微博账号为研究对象，试图对其建设及运营情况进行评估分析，客观地考察这些卫生主管部门对微博平台的使用情况，并与本研究系列丛书《从"一边倒"到"渐思考"——2014年度医疗卫生行业网络舆情研究报告》[5]和《从"逢医必反"到"逢医必护"——2016年度医疗卫生行业网络舆情研究报告》[6]中对全国各省市卫生主管部门微博使用情况的数据进行对比，分析卫生主管部门微博运营情况的变化，进一步廓清未来发展和改善的空间，为卫生主管部门利用微博平台发布信息、增强与公众交流沟通能力建言献策。

二、研究设计

（一）数据采集与抽样

1. 全国省（区、市）卫生健康委员会（简称卫健委）微博账号的确定与收集

本研究主要通过电话、邮件、官网、微博及对本研究系列丛书中的2018年医疗舆情报告中统计的省（区、市）级卫健委的微博进行确认五种方法，获取省（区、市）级卫健委官方微博账号。通过五种方式并用，本研究获取了各省（区、市）卫健委的官方新浪微博共计26个，在2018年统计的24个微博账号中，"@首都健康""@健康上海12320""@天津健康""@健康辽宁""@健康江苏微博""@健康浙江""@健康福建""@健康广东""@吉林省卫生健康委""@健康－湖南""@健康四川官微""@健康贵州""@健康陕西""@甘肃省卫生健康委""@内蒙古自治区卫生健康委员会""@健康山东""@河南省卫生健康委""@健康河北官微""@云南健康12320""@健康新疆12320""@健康八桂""@重庆卫生健康""@江西卫生健康"仍继续运营，"@健康山西"不再使

⑤　刘长喜、侯劭勋等著《从"一边倒"到"渐思考"——2014年度医疗卫生行业网络舆情研究报告》，华夏出版社，2015.1。

⑥　刘长喜、侯劭勋等著《从"逢医必反"到"逢医必护"——2016年度医疗卫生行业网络舆情研究报告》，东方出版中心，2017.8。

用，同时新增了"@宁夏12320卫生热线""@健康新海南""@健康安徽"3个微博账号（由于"@健康新海南"和"@健康安徽"两个微博账号均于2020年1月1日以后开始发布微博，本研究不对其进行统计）。除此之外，2016年统计的"@健康青海12320"依然没有进行官方认证（2018年统计时已去除），"@健康八桂"微博设置"仅展示半年内的微博"无法统计其2019年的数据，所以在2019年的排行榜中不呈现。

2. 微博原文抽样

在对微博博文进行内容分析时，以2019年1月1日至2019年12月31日为时间期限，采用整群抽样与分层抽样相结合的抽样方法。首先计算出各个卫健委微博账号在2019年1月1日至2019年12月31日期间发布的微博博文总数，对于总数小于100条的账号，采用整群抽样方法，即对其发布的全部微博博文和相关数据，逐条进行内容分析；对于总数大于100条的账号，采用分层抽样方法，即以月为单位进行抽样，每月抽取当月发布微博总数的10%，最终汇总形成分析总体，进行内容分析。

（二）评价指标建构

本研究采用的指标体系借鉴了本研究系列丛书《从"一边倒"到"渐思考"——2014年度医疗卫生行业网络舆情研究报告》和《从"逢医必反"到"逢医必护"——2016年度医疗卫生行业网络舆情研究报告》[⑦]中对全国各省（市）卫健委微博使用情况的评价方法，并结合《2019年政务指数·微博影响力报告》中的评价体系进行适当调整。具体而言，微博的评价指标体系主要包含四个一级指标：传播力、服务力、认同度和互动力。每个一级指标下又细分出二级、三级指标，对每个要素进行评价并加权计算得出总分，最终汇总得到各省（市）卫健委官方新浪微博账号的得分，并进行排名。总分采用百分制，四个一级指标各赋

---

⑦　评价指标建构部分对系列丛书的引用不再一一注明，特此说明。

予 25 分，每个二级指标（二级指标"信息形式类别"下的三级指标文字、图片、视频根据丰富程度，分别赋予 0.2、0.3、0.5 的权重）根据实际比重赋予不同的分数，每个三级指标根据二级指标分数平均分配。

传播力指标针对各省（区、市）卫健委官方新浪微博账号发布信息的传播情况和公众影响力，衡量其权威性、开通的及时性、网民对账号的方便获知程度等。账号开通得越早，账号的基本信息和认证信息越完善，网民越容易获知，则传播力指标的得分越高，则表示该省（区、市）卫健委在账号开通及运营、维护方面做得越好。统计微博传播力指标时涉及的参数包括：是否官方认证、有无官方简介、开通时间、是否可以从国家卫健委官网获知、是否可以从其官方网站获知。

服务力指标针对各省（区、市）卫健委官方新浪微博账号发布的微博博文而言，是衡量其博文规模、呈现方式的多样性、内容的相关性和原创性的。该省（区、市）卫健委账号发布的微博博文数量越多、频率越高、呈现方式越多样、内容的相关性和原创性越高，则服务力指标的得分越高。统计微博服务力指标时涉及的参数包括：微博数、日均微博发帖数、内容相关微博占比、原创微博占比、信息形式类别（文字、图片和视频）。

认同度指标针对各省（区、市）卫健委官方新浪微博账号的粉丝而言，是衡量其影响力的。因本研究采用人工统计，无法统计粉丝的认证数及粉丝的粉丝数，故而舍去这两个参数；另外，本研究具有一定的滞后性，无法用 2019 年 12 月 31 日的粉丝数减去 2019 年 1 月 1 日的粉丝数，来计算粉丝增长数。因此，本研究将粉丝数看作时点指标，以统计当天的各省（区、市）卫健委官方新浪微博账号的粉丝数为准。

互动力指标针对各省（区、市）卫健委官方新浪微博账号本身而言，是衡量其与网民互动的活跃程度的。互动越频繁，则互动力指标的得分越高。统计微博互动力指标时涉及的参数包括：评论数、评论率、转发数、转发率、点赞数和点赞率。

具体指标体系见表 3-1：

表 3-1 各省（区、市）卫健委官方新浪微博评价指标

一级指标	二级指标	三级指标
传播力指标 （25 分）	权威性（9 分）	是否官方认证（4.5 分）
		是否有官方简介（4.5 分）
	及时性（8 分）	开通天数（8 分）
	易知性（8 分）	是否可以从国家卫健委官网获知（4 分）
		是否可以从其官方网站获知（4 分）
服务力指标 （25 分）	信息规模（6 分）	微博数量（3 分）
		日均微博发帖数（3 分）
	信息形式类别 （9 分）	文字（1.8 分）
		图片（2.7 分）
		视频（4.5 分）
	相关性（5 分）	内容是否与卫生健康相关（5 分）
	原创性（5 分）	是否属于原创微博（5 分）
认同度指标 （25 分）	粉丝规模（25 分）	粉丝总数（25 分）
互动力指标 （25 分）	评论指标（10 分）	评论量（5 分）
		评论率/每条微博平均评论量（5 分）
	转发指标（10 分）	转发量（5 分）
		转发率/每条微博平均转发量（5 分）
	点赞指标（5 分）	点赞量（2.5 分）
		点赞率/每条微博平均点赞量（2.5 分）

三、我国省（区、市）卫健委官方新浪微博排行榜及分析

（一）新浪微博账号总排行榜

2019 年全国 23 个省（区、市）卫健委官方新浪微博排行榜如表 3-2 所示，包含账号基本信息及各项一级指标分值。

表3-2 全国各省（区、市）卫健委官方新浪微博认同度指标排行榜

排名	地区	微博名称	粉丝数	得分	百分制	相对分数
1	北京	首都健康	4 727 383	25.00	100.00	5 017.39
2	甘肃	甘肃省卫生健康委	2 851 488	15.08	60.32	3 026.41
3	广东	健康广东	1 013 208	5.36	21.43	1 075.36
4	上海	健康上海12320	572 388	3.03	12.11	607.50
5	贵州	健康贵州	380 248	2.01	8.04	403.57
6	四川	健康四川官微	151 932	0.80	3.21	161.25
7	浙江	健康浙江	144 757	0.77	3.06	153.64
8	河南	河南省卫生健康委	125 476	0.66	2.65	133.17
9	河北	健康河北	118 835	0.63	2.51	126.13
10	天津	天津健康	81 224	0.43	1.72	86.21
11	江苏	健康江苏微博	65 861	0.35	1.39	69.90
12	山东	健康山东	47 110	0.25	1.00	50.00
13	吉林	吉林省卫生健康委	39 895	0.21	0.84	42.34
14	辽宁	健康辽宁	39 571	0.21	0.84	42.00
15	湖南	健康－湖南	38 186	0.20	0.81	40.53
16	内蒙古	内蒙古自治区卫生健康委员会	24 825	0.13	0.53	26.35
17	陕西	健康陕西	19 118	0.10	0.40	20.29
18	福建	健康福建	11 284	0.06	0.24	11.98
19	江西	江西卫生健康	9 989	0.05	0.21	10.60
20	重庆	重庆卫生健康	6 545	0.03	0.14	6.95
21	宁夏	宁夏12320卫生热线	5 534	0.03	0.12	5.87
22	云南	云南健康12320	3 624	0.02	0.08	3.85
23	新疆	健康新疆12320	433	0.00	0.01	0.46

"@首都健康""@甘肃省卫生健康委""@健康广东"位居前三位，"@首都健康"和"@甘肃省卫生健康委"两个账号在2014年、2016年和2018年统计

的排行榜中都位居前三，运营情况表现稳定，尤其是"@首都健康"微博始终稳居榜首，甚至其服务力指标、认同度指标、互动力指标三项排名均占据第一的位置。"@健康广东"虽然在2014年和2016年排行榜位居前五，但在2018年的统计数据中曾跌至十六位，此次上升至第三位，主要在于认同度和互动力指标得分的提高。

从搜集数据来看，个别省（区、市）卫健委的微博存在"0微博"或微博博文存在无转发、无评论、无点赞的"三无"情况。比如湖南省卫健委"@健康-湖南"在2019年属于"0微博"的情况，未发布任何博文，导致其服务力和互动力两项指标得分垫底，总分排名倒数第一。通过查阅本研究系列丛书可知，"@健康-湖南"从2015年5月起未发布微博，亟待整改。重庆市卫健委"@重庆卫生健康"微博博文存在"三无"情况，互动力指标得分垫底。

总体来看，23个省（区、市）卫健委的官方微博的总分差距很大，只有第一名"@首都健康"总分超过80分，其他22个省（区、市）的得分均低于50分，当然在未来也有很大的改善和进步空间。与2018年统计的总排名相比，甘肃、广东、江苏、天津、吉林、河北、山东、内蒙古的卫健委官微排名有所上升，而上海、重庆、贵州、四川、河南、辽宁、云南、江西的排名均存在下滑现象。

从相对分数来看，前八名北京、甘肃、广东、江苏、天津、吉林、上海、河北在60分以上。这说明各省市医疗卫生部门官方微博运营总体存在两极分化的情况。

本报告共计调查研究23个省（区、市）卫健委的新浪微博。从地域开通情况来看，东部地区趋于完善，中、西部地区有待进一步改善（如图3-1）。东部地区11个省（市）除海南省外（"@健康新海南"于2020年2月24日发布第一条微博）全部开通，包括北京、上海、天津、河北、辽宁、江苏、浙江、福建、山东、广东共10个省（市），开通率高达90.9%。

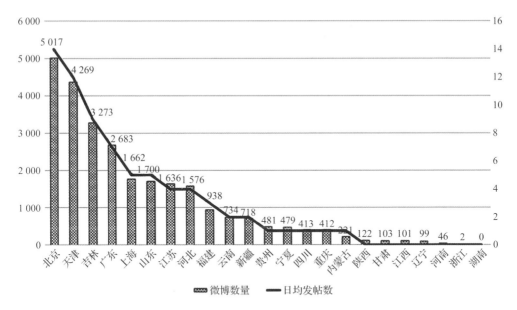

图 3-1　各省（区、市）卫健委官方新浪微博 2019 年发文数量与日均发帖数

中部地区 8 个省（区、市）中共有 4 个省开通，包括吉林、河南、江西、湖南，和 2018 年统计情况相比，"@ 健康山西"不再使用，其余各省（区、市）没有发生变动，因此开通率由 62.5% 下降为 50%。西部地区 12 个省（区、市）共有 9 个省（区、市）开通，包括四川、重庆、云南、贵州、陕西、甘肃、内蒙古、新疆、宁夏，开通率为 75%。与 2018 年统计情况相比，新增了宁夏回族自治区"@ 宁夏 12320 卫生热线"。要说明的是，广西壮族自治区"@ 健康八桂"虽未列入本次调查研究，但账号依然处于运营状态。

（二）传播力指标排行榜

2019 年全国 23 个省（区、市）卫健委新浪微博传播力指标排行榜如表 3-3 所示。综合考虑权威性、及时性和易知性三个因素，在 2019 年全国 23 个省（区、市）卫健委官方新浪微博的传播力指标排行榜中，"@ 重庆卫生健康""@ 健康江苏微博""@ 健康福建"凭借权威性、及时性和易知性的优势，在传播力指标排行榜中位居前三位。在 2018 年排行榜中，这三个账号也位居前三，表现很稳定。但"@首都健康"由于无法从国家卫生健康委员会官网的相关链接获知以及"@甘肃省卫生健康委"由于微博一直没有官方简介，在该项指标中排名跌出前五。

表3-3 全国各省（区、市）卫健委官方新浪微博互动力指标排行榜

排名	地区	微博名称	得分	百分制	相对分数
1	北京	首都健康	19.28	77.14	1 887.92
2	甘肃	甘肃省卫生健康委	9.99	39.94	977.54
3	河南	河南省卫生健康委	5.43	21.73	531.87
4	江苏	健康江苏微博	5.42	21.69	530.84
5	浙江	健康浙江	4.96	19.85	485.89
6	广东	健康广东	4.41	17.63	431.59
7	上海	健康上海12320	2.67	10.69	261.57
8	四川	健康四川官微	1.96	7.86	192.32
9	河北	健康河北	1.45	5.82	142.33
10	天津	天津健康	0.79	3.14	76.88
11	山东	健康山东	0.69	2.75	67.24
12	辽宁	健康辽宁	0.51	2.04	50.00
13	陕西	健康陕西	0.40	1.61	39.30
14	宁夏	宁夏12320卫生热线	0.35	1.40	34.31
15	内蒙古	内蒙古自治区卫生健康委员会	0.26	1.05	25.67
16	贵州	健康贵州	0.23	0.93	22.85
17	云南	云南健康12320	0.23	0.91	22.30
18	江西	江西卫生健康	0.13	0.52	12.71
19	福建	健康福建	0.12	0.47	11.61
20	吉林	吉林省卫生健康委	0.03	0.13	3.09
21	新疆	健康新疆12320	0.01	0.04	1.10
22	重庆	重庆卫生健康	0.00	0.00	0.00
23	湖南	健康－湖南	0.00	0.00	0.00

总体来说，在传播力指标中，各省（区、市）卫健委微博都趋于完善。与2018年传播力指标排行相比，此次排名各省（区、市）卫健委官微得分差距小，

名次变动也不大，得分均高于 10 分（满分 25 分制），较 2018 年有进步。

1. 权威性指标：绝大多数新浪微博有官方认证

权威性指标由"是否官方认证"和"是否有官方简介"两个二级指标构成。在权威性指标中，全国 23 个省（区、市）卫健委官方新浪微博的得分差距不大。官方认证是公众辨别政务微博真假最直观的因素之一。在获取的账号中，除"@ 健康青海 12320"外都有官方认证，认证情况较好。微博简介是公众对政务微博进行快速认知和功能定位的重要因素。在本次统计中，56.5% 的账号都有官方简介信息，方便公众识别，但与 2018 年占比 58.3% 的简介情况相比，账号在信息完善方面依然存在不足。

2. 及时性指标：东部早于中西部，甘肃例外

各省（区、市）卫健委官微在及时性指标上存在一定差距。总体来说，在官方微博的开通时间方面，东部地区卫健委开通微博较早，广东、浙江、上海、辽宁、北京都在 90 个月以上，江苏、福建和山东比较滞后。中西部地区卫健委开通微博普遍较晚，但甘肃省例外。具体情况如图 3-2 所示。

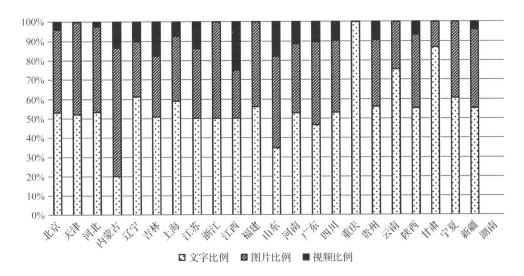

图 3-2　各省（区、市）卫健委官方新浪微博 2019 年微博中文字、图片、视频比例

3. 易知性指标：超过一半的微博账号可从国家或地区卫健委官网获知

各省（区、市）卫健委官微在易知性指标上存在一定差距。2019 年，有 13 个省（区、市）卫健委官微可以从国家卫健委官网获知，比 2018 年增加了 2 个，总体易知性转好；有 14 个省（区、市）卫健委官微可以从地方卫健委官网获知，比 2018 年减少了 1 个。通过查阅本研究系列丛书可发现，近几年，可从国家卫健委官网获知的官微账号逐渐增多，从 2014 年的 5 个已增至 13 个，可见国家在这方面越来越重视。具体情况如图 3-3 所示。

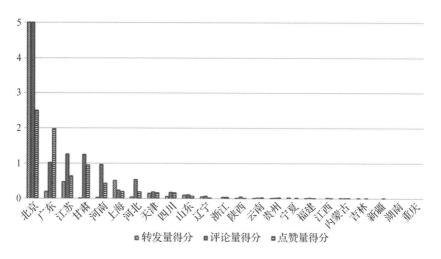

图 3-3　各省（区、市）卫健委官方新浪微博 2019 年的转发量、评论量、点赞量得分

（三）服务力指标排行榜

2019 年全国 23 个省（区、市）卫健委新浪微博服务力指标排行榜如表 3-4 所示。服务力指标主要研究各省（区、市）卫健委官方新浪微博账号发布的微博博文内容，设置四个二级指标：信息规模、信息形式类别、相关性、原创性。信息规模衡量发布微博的条数多少；信息形式类别下设三个三级指标，即文字、图片、视频，以此衡量呈现方式的多样性；相关性衡量所发卫生健康相关的微博的比例；原创性衡量所发原创微博的比例。

表3-4 全国各省（区、市）卫健委官方新浪微博排行榜

排名	地区	微博名称	传播力指标得分	服务力指标得分	认同度指标得分	互动力指标得分	总分	相对分数
1	北京	首都健康	20.33	19.24	25.00	19.28	83.85	176.86
2	甘肃	甘肃省卫生健康委	20.05	0.93	15.08	9.99	46.05	97.13
3	广东	健康广东	21.00	7.33	5.36	4.41	38.10	80.36
4	江苏	健康江苏微博	22.83	7.95	0.35	5.42	36.55	77.10
5	天津	天津健康	14.56	19.23	0.43	0.79	35.01	73.83
6	吉林	吉林省卫生健康委	18.48	13.26	0.21	0.03	31.98	67.47
7	上海	健康上海12320	16.48	8.76	3.03	2.67	30.94	65.25
8	河北	健康河北	20.81	7.08	0.63	1.45	29.97	63.23
9	福建	健康福建	21.71	4.05	0.06	0.12	25.94	54.71
10	山东	健康山东	16.69	7.97	0.25	0.69	25.6	53.98
11	重庆	重庆卫生健康	23.95	1.07	0.03	0.00	25.05	52.85
12	贵州	健康贵州	18.98	2.48	2.01	0.23	23.70	50.00
13	四川	健康四川官微	18.26	2.23	0.80	1.96	23.25	49.04
14	河南	河南省卫生健康委	14.74	2.18	0.66	5.43	23.01	48.55
15	浙江	健康浙江	16.63	0.07	0.77	4.96	22.43	47.29
16	宁夏	宁夏12320卫生热线	19.13	1.93	0.03	0.35	21.44	45.21
17	辽宁	健康辽宁	16.40	2.31	0.21	0.51	19.43	40.99
18	内蒙古	内蒙古自治区卫生健康委员会	16.25	0.80	0.13	0.26	17.44	36.80
19	云南	云南健康12320	14.08	2.99	0.02	0.23	17.32	36.54
20	江西	江西卫生健康	14.97	1.77	0.05	0.13	16.92	35.69
21	新疆	健康新疆12320	12.84	3.24	0.00	0.01	16.09	33.94
22	陕西	健康陕西	13.06	1.34	0.10	0.40	14.91	31.44
23	湖南	健康－湖南	14.31	0.00	0.20	0.00	14.51	30.61

微博服务力指标得分越高，表明其内容覆盖面越广，涉及的关于卫生健康的信息越多。相较于 2018 年的数据，天津 "@天津健康" 依然位列前三。近年来，天津卫健委高度重视微博信息服务，其微博呈现出全面化、高度相关性和多样化的信息。在 2016 年和 2018 年都位居第二的广西卫健委官微，由于设置 "仅展示半年内的微博"，未列入本次调查研究。

北京、吉林分别从 2018 年的第五位和第四位上升为第一位和第三位。北京 "@首都健康" 主要在信息形式类别方面进行改善，吉林 "@吉林省卫生健康委" 的信息形式类别方面也有所改善，但原创性方面有所欠缺。

总体来说，除广东 "@健康广东" 和河北 "@健康河北" 外，排名变动不大。湖南 "@健康-湖南" 因其 2019 年未发布任何微博，该指标得分为 0。但从评分体系的总分来看，各省（区、市）的服务力指标整体得分均呈下降趋势。

1. 信息规模：发布数量分为四个梯队，差距较明显

本研究的微博数量统计日期为 2019 年 1 月 1 日至 2019 年 12 月 31 日，按照发布的数量可将 23 个省（区、市）卫健委官微分为四个梯队。

第一梯队发布微博数量超过 2 000 条，分别为北京、天津、吉林、广东。第二梯队发布微博数量在 1 000 条至 1 999 条之间，分别为上海、山东、江苏、河北。第三梯队发布微博数量在 100 条至 999 条之间，分别为福建、云南、新疆、贵州、宁夏、四川、重庆、内蒙古、陕西、甘肃、江西。第四梯队发布微博数量小于 100 条，分别为辽宁、河南、浙江、湖南。

总体来说，各省（区、市）卫健委官微发布微博数量与日均发帖数呈正相关，第一、二梯队之间和第二、三梯队之间差距明显，出现断层。具体情况如图 3-4 所示。

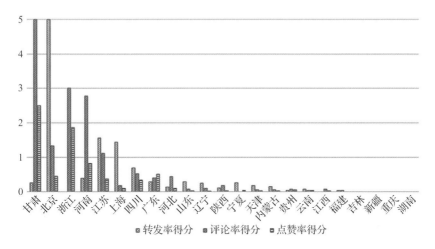

图 3-4　各省（区、市）卫健委官方新浪微博 2019 年的转发率、评论率、点赞率得分

2. 信息形式类别：各省（区、市）卫健委官微呈现信息形式逐渐多样化

文字、图片和视频是微博博文发布的三大主要形式，而内容呈现方式的多样化也是影响博文可读性的重要因素。视频与图片呈现信息比较直观、醒目，能更好地吸引群众的阅读兴趣。如图 3-5 所示，统计发现，天津卫健委微博中配图最多，北京次之；吉林卫健委微博中视频最多，山东、江苏、北京紧随其后。总体来说，山东、江苏、江西卫健委微博中文字、图片、视频比例较均衡，信息形式多元化。相较于2018 年的统计数据，越来越多的省（区、市）卫健委官微注重微博配图，视频使用频率也越来越高。

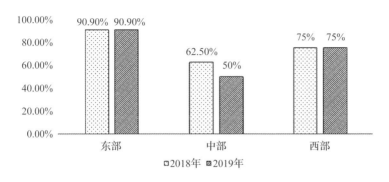

图 3-5　2018 年与 2019 年各省（区、市）卫健委官方新浪微博的地域分布

（四）认同度指标排行榜

2019 年全国 23 个省（区、市）卫健委新浪微博认同度指标排行榜如表 3-5 所示。认同度指标主要参考各省（区、市）卫健委官方新浪微博账号的粉丝规模，以此衡量其影响力。本研究具有一定的滞后性，无法用 2019 年 12 月 31 日的粉丝数减去 2019 年 1 月 1 日的粉丝数，来计算粉丝增长数，因此将粉丝数看作时点指标，以统计当天（2020 年 8 月 24 日）的各省（区、市）卫健委官方新浪微博账号的粉丝数为准。

表 3-5　全国各省（区、市）卫健委官方新浪微博传播力指标排行榜

排名	地区	微博名称	权威性	及时性	易知性	得分	百分制
1	重庆	重庆卫生健康	9.00	6.95	8.00	23.95	95.81
2	江苏	健康江苏微博	9.00	5.83	8.00	22.83	91.33
3	福建	健康福建	9.00	4.71	8.00	21.71	86.84
4	广东	健康广东	9.00	8.00	4.00	21.00	84.00
5	河北	健康河北	9.00	3.81	8.00	20.81	83.25
6	北京	首都健康	9.00	7.33	4.00	20.33	81.31
7	甘肃	甘肃省卫生健康委	4.50	7.55	8.00	20.05	80.21
8	宁夏	宁夏 12320 卫生热线	9.00	6.13	4.00	19.13	76.52
9	贵州	健康贵州	9.00	5.98	4.00	18.98	75.93
10	吉林	吉林省卫生健康委	4.50	5.98	8.00	18.48	73.93
11	四川	健康四川官微	4.50	5.76	8.00	18.26	73.03
12	山东	健康山东	4.50	4.19	8.00	16.69	66.75
13	浙江	健康浙江	9.00	7.63	0.00	16.63	66.50
14	上海	健康上海 12320	9.00	7.48	0.00	16.48	65.91

排名	地区	微博名称	权威性	及时性	易知性	得分	百分制
15	辽宁	健康辽宁	9.00	7.40	0.00	16.40	65.61
16	内蒙古	内蒙古自治区卫生健康委员会	9.00	7.25	0.00	16.25	65.01
17	江西	江西卫生健康	4.50	2.47	8.00	14.97	59.87
18	河南	河南省卫生健康委	4.50	2.24	8.00	14.74	58.97
19	天津	天津健康	4.50	6.06	4.00	14.56	58.22
20	湖南	健康－湖南	9.00	5.31	0.00	14.31	57.23
21	云南	云南健康12320	9.00	5.08	0.00	14.08	56.34
22	陕西	健康陕西	4.50	4.56	4.00	13.06	52.24
23	新疆	健康新疆12320	4.50	4.34	4.00	12.84	51.35

在这一指标中，各省（区、市）之间差距较大，最高的为北京，粉丝数大概有473万人，而最低的为新疆，粉丝数只有433人，两者在认同度方面表现出巨大差异。

根据微博粉丝统计数量，可以将23个省（区、市）卫健委官微分为五个梯队。第一梯队是粉丝数量超过100万的，分别为北京、甘肃、广东；第二梯队是粉丝数量在10万—100万之间的，分别为上海、贵州、四川、浙江、河南、河北；第三梯队是粉丝数量在1万—10万之间的，分别为天津、江苏、山东、吉林、辽宁、湖南、内蒙古、陕西、福建；第四梯队是粉丝数量在1 000—10 000之间的，分别为江西、重庆、宁夏、云南；最后一个梯队只有新疆，粉丝数量仅有几百人。

第一梯队的三个微博账号开通时间很早，均在2011年就已开通，拥有较大的时间优势。值得一提的是，相较于2018年的数据，广东省卫健委官微受众数量大幅度增长，从原先的第十五位上升至第三位，粉丝数从23 493增长到

1 013 208，涨了近 100 万粉丝。

第二梯队的六个微博账号粉丝数均有不同幅度的增长。值得一提的是，河南省卫健委官微开通于 2017 年 7 月，虽然开通时间较晚，但其用心运营，相较于 2018 年的数据，受众数量大幅度增长，从原先的第二十二位上升至第八位，粉丝数从 736 增长到 125 476，粉丝涨了 12 万多。

尽管绝大多数官微的粉丝数都有或多或少的增长，但仍有一个特例，即内蒙古。相较于 2018 年的数据，粉丝数从 33 649 减少到 24 825，减少了近 1 万粉丝，这一点需要引起内蒙古卫健委官方微博的关注和思考。

（五）互动力指标排行榜

2019 年全国 23 个省（区、市）卫健委新浪微博互动力指标排行榜如表 3-6 所示。互动力指标主要衡量各省（区、市）卫健委官方新浪微博账号与网民互动的活跃程度。该指标有三大衡量标准（即三个二级指标）——评论指标、转发指标和点赞指标，每个二级指标下面又分为总数量和平均数量两个三级指标，总得分为六个指标赋值的总和。

表 3-6　全国各省（区、市）卫健委官方新浪微博服务力指标排行榜

排名	地区	微博名称	信息规模	信息形式类别	相关性	原创性	得分	百分制	相对分数
1	北京	首都健康	6.00	6.34	5.00	1.90	19.24	76.95	388.00
2	天津	天津健康	5.18	4.65	4.39	5.00	19.22	76.92	387.87
3	吉林	吉林省卫生健康委	3.89	5.92	3.43	0.02	13.26	53.05	267.47
4	上海	健康上海 12320	2.13	3.09	1.69	1.86	8.77	35.04	176.70
5	山东	健康山东	2.09	3.38	1.82	0.68	7.97	31.87	160.72
6	江苏	健康江苏微博	1.84	3.59	1.50	1.02	7.95	31.80	160.35
7	广东	健康广东	3.10	1.85	1.69	0.68	7.32	29.32	147.85
8	河北	健康河北	1.80	2.05	1.65	1.58	7.08	28.33	142.84

续表

排名	地区	微博名称	信息规模	信息形式类别	相关性	原创性	得分	百分制	相对分数
9	福建	健康福建	1.20	0.96	1.04	0.85	4.05	16.20	81.67
10	新疆	健康新疆 12320	0.86	1.41	0.98	0.00	3.25	12.97	65.40
11	云南	云南健康 12320	0.87	0.59	0.94	0.59	2.99	11.97	60.37
12	贵州	健康贵州	0.50	1.00	0.46	0.51	2.47	9.92	50.00
13	辽宁	健康辽宁	0.06	1.69	0.00	0.57	2.32	9.25	46.65
14	四川	健康四川官微	0.46	1.01	0.41	0.35	2.23	8.90	44.89
15	河南	河南省卫生健康委	0.03	1.17	0.47	0.51	2.18	8.71	43.91
16	宁夏	宁夏 12320 卫生热线	0.50	0.45	0.53	0.44	1.92	7.70	38.83
17	江西	江西卫生健康	0.06	1.46	0.16	0.08	1.76	7.08	35.68
18	陕西	健康陕西	0.07	0.74	0.41	0.12	1.34	5.37	27.10
19	重庆	重庆卫生健康	0.46	0.18	0.43	0.00	1.07	4.27	21.53
20	甘肃	甘肃省卫生健康委	0.06	0.17	0.32	0.38	0.93	3.74	18.85
21	内蒙古	内蒙古自治区卫生健康委员会	0.35	0.23	0.18	0.03	0.79	3.20	16.12
22	浙江	健康浙江	0.00	0.02	0.02	0.02	0.06	0.27	1.35
23	湖南	健康－湖南	0.00	0.00	0.00	0.00	0.00	0.00	0.00

在这一指标中，北京、甘肃、河南表现突出。北京卫健委官微在与网民互动方面，从 2014 年至今一直表现突出，始终遥遥领先。相较于 2018 年的数据，甘肃和河南的互动表现突飞猛进，分别从第七位和第五位上升至第二、三名。

在 2016 年和 2018 年都位列前三的广西卫健委官微，由于设置"仅展示半年内的微博"，未列入本次调查研究。而 2018 年互动力排名第三的贵州，在 2019 年只排到了第十六位，得分甚至低于 1 分（满分 25 分制），互动力大幅度下降。

而排名最后的重庆和湖南，互动力指标得分均为 0。究其根本，重庆是因为发布的每条微博都没有转发、评论、点赞，属于"三无"情况，互动力为 0；湖南是因为从 2015 年 5 月起未发布任何微博，互动力为 0。

具体来说，如图 3-6、图 3-7 所示，北京互动力指标排名第一实至名归，转发指标获得满分，平均每条微博有 9 条转发。甘肃紧随其后，点赞指标基本获得满分，平均每条微博有 14.8 个点赞。当然也有不少官微账号由于微博总数较少，因此在抽样数量上不占优势，比如河南。但河南平均每条微博有 1 条转发、2.3 条评论和 5 个点赞，因此在互动力指标获得第三名。

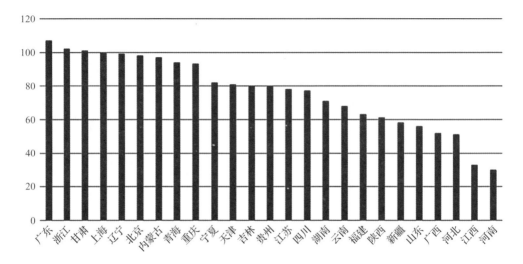

图 3-6　各省（区、市）卫健委官方新浪微博开通月数

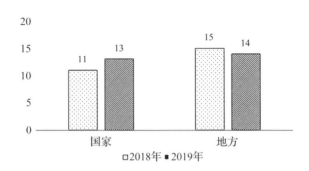

图 3-7　2018 年与 2019 年各省（区、市）卫健委新浪微博
从国家卫健委及地方卫健委网站可获知情况

值得关注的是，浙江、江西、新疆的转发量均为 0，说明在转发方面，这三个账号均有所欠缺。但浙江的评论率和点赞率较高，主要原因在于发帖数量少，每条平均点赞数量高。

总体而言，各省（区、市）卫健委官微与公众互动的程度普遍较低且差异较大。互动力指标得分较低的省份也需要给予一定的关注和重视，思考为什么公众不愿意给微博转发、评论、点赞，后续应该对微博内容做出调整，增加微博的吸引力，提高互动力。

四、各省（区、市）卫健委官方微博运营存在的问题

（一）整体运营管理状况亟待提升，各省之间差距明显

根据本次调查研究的微博评价指标显示，以百分制为基础，北京以 83.85 的综合得分稳居榜首，与第二名拉开 37.8 分的差距。除北京"@首都健康"外，剩下的省份综合得分均低于 50 分，主要集中在 20—50 分区间，处于中下水平。

具体到四个指标分析。从传播力指标来看，权威性和易知性还有所欠缺。本次调查研究选取了经过官方认证的各省（区、市）卫健委官微，但依然有超过四成的官微没有官方简介，导致权威性指标得分出现差距；在易知性方面，只能从国家卫健委官网最下方的"地方政府网站"获取各省（区、市）卫健委官网链接，但有些省（区、市）卫健委官网并没有官微链接，导致易知性指标得分不高。

从服务力指标来看，各项得分都存在差异。信息规模差异较大，根据 2018 年微博总数，有 8 个省（区、市）发布微博超过 1 000 条，但也有 6 个省（区、市）发布微博仅在 100 条左右；在信息形式类别方面，除个别省（区、市）使用文字、图片、视频的比例较均衡外，大部分官微还有待改善，整体情况向好；原创性指标差异也较大，除天津卫健委官微外，其他官微得分普遍较低，微博内容多为转载，原创微博占比低。

从认同度指标来看，各省（区、市）卫健委官微粉丝数量差异极其明显。根据粉丝数量可划分为五个梯队，北京卫健委官微粉丝数最多，达到约 473 万人，但最低的新疆卫健委官微，粉丝数仅有 433 人。

从互动力指标来看，整体得分都不高，除北京在该指标得分 19.28 分（满分25 分制）外，其他官微均低于 10 分。排名最后的重庆卫健委官微，发布的每条微博都没有转发、评论、点赞。而湖南卫健委官微从 2015 年 5 月起未发布任何微博，且无其他官微替代，成为"僵尸微博"。

整体来看，各省（区、市）卫健委官微在运营管理及维护方面都有所欠缺，需要进一步改善。

（二）微博内容质量有待提升

通过查阅本系列研究丛书发现，从 2014 年至今，各省（区、市）卫健委官微内容发生了很大的变化。从最初大多使用文字和图片，到逐渐使用视频形式，再到文字、图片、视频使用比例逐渐均衡，各省（区、市）卫健委官微内容呈现方式更加多样化。

文字、图片和视频是博文内容主要的表现形式，相较于"枯燥"的文字，图片和视频能够更加直观地传递信息并且吸引人们的关注。各省（区、市）卫健委需要更加注重微博内容质量、丰富呈现方式、增加微博内容的吸引力。

五、典型案例剖析

（一）北京、甘肃持续领跑

相较于 2018 年总排行榜的前三位，此次 2019 年总排行榜的前三位中，北京、甘肃依然在列，持续领跑。但从评分体系的总分来看，除北京得分上涨了 2 分外，2018 年的二、三名得分均高于 50 分，但 2019 年的二、三名得分均低于 50 分，说明 2019 年卫健委官微的运营管理有所欠缺，还需要不断地改善和加强。

从 2014 年以来，本研究系列丛书就将"@首都健康"的运营管理模式命名为"北京模式"。从本系列研究开始，北京排名始终稳居榜首，2019 年总分甩开第二名"@甘肃省卫生健康委"37.8 分，比 2018 年的第一、二名分别多了 14.55 分。具体来看，北京在服务力指标、认同度指标、互动力指标三项排名均占据第一的位置。北京作为首都，其医疗卫生等改革都走在前端，北京市卫生局于 2011 年 10 月注册并开通新浪微博，现有粉丝数量高达 473 万，比 2018 年的统计数据还增长了 140 万，受众群体最广。另外，2018 年"@首都健康"一共发布了 5 017 条微博，平均每天约发布 13 条微博，更新频率遥遥领先。

另外，从 2014 年以来，本研究系列丛书也将"@甘肃省卫生健康委"（原"@甘肃省卫生计生委"）的运营管理模式命名为"甘肃模式"。从本系列研究开始，甘肃排名一直位居前三。具体来看，甘肃在传播力指标、认同度指标、互动力指标三项中均表现亮眼，尤其在后两项均位居第二。

（二）上海排名变动较大

"@健康上海 12320"从 2016 年开始一路下滑至第七位，从评分体系的总分来看，上海得分下降了 8.57 分。不仅互动力指标得分继续下降至 2.67 分（2016 年得分 25 分，2018 年得分 5.7 分，满分 25 分制），服务力指标也从 2018 年的 15.2 分下降至 8.76 分。抽样出的 175 条微博，转发量一共 439，评论量只有 26，点赞量 103，而评论率和点赞率均不足 1。那么近年来"@健康上海 12320"的运营管理是否出现了很大问题呢？或许并非如此，"@上海发布"作为上海市政府新闻办公室官方微博，粉丝总量逼近千万，政务微博外宣指数月榜第一，可见其影响力和宣传力。"@上海发布"这类地方政务官微每天会发布各类当地政务民生信息，其中自然包括医疗相关信息，那么在这方面其功能就与"@健康上海 12320"产生了重叠。在一定程度上，这应该是"@健康上海 12320"得分排名下降的一个原因。

地方政务官微是否可以完全取代地方卫健委官微的功能尚不可知。前者的受众更广，利于扩大传播范围；后者的信息针对性更强，更利于精确达到传播效果。到底选择哪种方式更利于本地居民快捷高效地获取医疗保健信息，还需要考虑不同等级城市、社会氛围的差异。

（三）广东表现突出，排名飞升

虽然在 2014 年和 2016 年排行榜中位居前五，广东"@ 健康广东"在 2018 年跌至第十六名，在当年整个排行榜中位于后 1/3。但在 2019 年的排行榜中，广东排名迅速飞升至第三，表现突出。

在认同度指标和互动力指标两项得分中，"@ 健康广东"有所提高。相较于 2018 年的数据，广东省卫健委官微受众数量大幅度增长，从原先的第十五位上升至第三位，粉丝数从 23 493 增长到 1 013 208，涨了近 100 万粉丝。虽然相较于"@ 首都健康"的 474 万粉丝，"@ 健康广东"还不到其 1/4，但从粉丝增幅不难看出，2019 年该账号的运营管理有所改善和提高。通过研究"@ 健康广东"发布的微博可以发现，2019 年共计发布微博 2 683 条，日均发帖 7 条，位居第四位。

另外，2018 年的服务力指标、认同度指标、互动力指标三项排名中，"@ 健康广东"都排在十名以后，而 2019 年各项指标均飞升至前几名，其运营管理的经验也值得其他省（区、市）卫健委官微学习借鉴。

六、建议

从 2019 年 23 个省（区、市）卫健委官微的总体表现来看，各地卫健委的微博在形式、语言以及内容本身的丰富性、趣味性方面都有所提高，但仍需继续改善。

（一）内容：提升信息质量，博文贴近公众

2019 年是 5G 元年。一系列技术革新将信息和事件无限放大，信息传播者与受众之间的信息交互性更强，流动速度更快，信息传递量更大，这对政务新媒体

的发展带来了难得的机遇。身处 5G 时代，新媒体平台已经成为发布信息、交流互动的重要渠道。政务新媒体要掌握互联网时代的规律，充分利用最新技术优势，精准把握传播渠道、传播内容，推动有效互动、深度连接。

今时不同往日，如今各省（区、市）卫健委应该重视官微的运营管理，利用好新媒体平台，根据时代发展制订适合自己的新媒体方略。一方面，卫健委的官方微博内容应当做到多样化、平民化。将微博文字与图片、视频结合，在此基础上，要善用微博"话题"分类，方便公众进行内容搜索，以此更好地吸引和服务公众。另一方面，官微还要注重和提高微博内容的质量。博文不要照搬文件原文，不要说一些高大空的套话，注重实用性、功能性、权威性，要做到贴近公众，让公众易于阅读。最后，官微可以根据时下热点话题，及时调整微博主题内容，充分发挥政务微博的作用。各省（区、市）卫健委官微要多使用公众喜闻乐见的形式来吸引公众，探索出一套具有卫健委官微特色的运营管理模式。

如今，政务微博不仅是一个发布信息的平台，还需要听取公众意见、增强与公众互动、拉近政府部门与公众之间的距离。

（二）形式：促进融媒体建设，增强双向互动

微博因具有传播迅速、受众广泛、即时互动性强等优势，在各级融媒体建设的过程中逐渐发挥着不可替代的作用。融媒体的建设不仅在于"融"，更在于用服务连接群众。

政务微博让政务公开、透明，政务机构与公众意见达成主动、持续、良性互动，这正是共建共治共享的应有之义。在互动方面，23 个省（区、市）卫健委官微总体表现不佳，除了极个别省（区、市）外，大多数官微在转发、评论和点赞方面的指标得分都较低。探索将惠民活动推向线上服务，例如开展集中"微博问诊"活动，既能促进双向互动，又能吸引群众参与，还能减少社会和医疗体系就医成本问题。对网民反映的问题进行有效分类归纳，组织医疗专业和医疗管理人员进行集中回复解答，积极面对群众关切，为百姓答疑解难，贴心服务。

微博平台从来都不是一个单向的信息输出平台，而是双向的、互动的平台，官微应关注互动情况，关注公众意见，聚焦互动，保持官微活跃度。

（三）平台：因地制宜管理，打造特色平台

目前，仍有个别省（区、市）的卫健委没有开通官方微博，或开通以后不运营管理，成为"僵尸微博"，这两类都没有积极顺应融媒体发展趋势，发挥微博这一平台的优势，不利于政务公开。

从易知性结果来看，2019年，有13个省（区、市）卫健委官微可以从国家卫健委官网获知，比2018年增加了2个，总体易知性转好；有14个省（区、市）卫健委官微可以从地方卫健委官网获知，比2018年减少了1个。尽管近几年，可从国家卫健委官网获知的官微账号逐渐增多，但可从地方卫健委官网获知的官微账号却逐渐减少。各省（区、市）卫健委官微需要完善微博基本信息资料，增强权威性和易知性。一是鼓励卫生系统内部机构、专业技术人员和卫生管理人员在国内主要媒体平台设立微博，形成以卫生医疗机构为主、专业技术人员参与、管理机构把脉的"一体两翼"微博矩阵群，不断提升服务能力和水平。二是加强平台服务功能。利用微博平台大力推进基本药物制度，继续完善落实好公共医疗机构"药品零差价"制度，强化医疗机构服务意识，既要取消药品加成，又要让百姓买得到零差价的药品，切实减少百姓就医成本。三是要突出特色。探索特色微博版块，积极开展健康与养生、健康与旅游、健康与养老结合的产业加医疗模式，推出微博献血卫生服务热线、权益保护等服务版块，提升医疗服务能力。四是开展心理健康咨询服务政务微博版块，与群众建立情感联系，拉近医患距离，消除彼此隔阂，从而营造良好的社会医疗环境。还要关注冒名顶替的虚假官方微博，及时举报清除虚假的政务微博账号。

各省（区、市）卫健委官方微博的服务对象主要是本省（区、市）公众，因此，官微要根据各地具体情况，充分利用和挖掘本地特色、整合相关资源，打造具有地方特色的官微平台。

全国各省（区、市）卫健委官方微信公众号运营情况研究报告

指导老师：刘长喜

小组成员：邵祺、黄思洁、黄奕凡、苏畅、丁天淇

一、引言

作为人民生产生活的基础便捷工具，互联网逐渐成为社会发展重要组成部分，并发挥着越来越大的作用。我国互联网产业正处于高速发展阶段，近几年发展态势良好。截止到 2020 年 3 月，我国网民规模为 9.04 亿人，较 2018 年新增网民 7 508 万；互联网普及率达 64.5%，较 2018 年底提升 4.9 个百分点。随着我国网民规模的不断扩大，新媒体正在逐渐代替传统媒体，成为我国广大人民群众获取信息的主要渠道。其中，微信已经成为当前我国社会中十分普遍的一种即时交流工具，且微信的用户仍在持续增加中。庞大的用户数量给微信功能的拓展奠定了良好的用户基础，同时也带来了大量的用户流量。微信公众号平台是一个开放性互动平台，它不但具有信息的传播功能，也具有良好的互动特性，并且它能够与其他互联网平台进行对接，实现资源的交互与共享。

因此，随着整个互联网体系架构向移动端转型，政务服务需要考虑增加面向移动终端的应用，进一步拓展面向公众的渠道。而政务微信平台的搭建，为政府信息公开、政务公开、实时管理和民生服务提供了新型的传播渠道。对于发展政

务微信的重要性，人民网提出："目前政务微信的运营基于政务微博的发展基础，根基在政务微博。不过，在未来的政务微信发展很可能会脱离甚至超越政务微博，打造独立的个性化政务信息平台。"2013 年 10 月 15 日，国务院下发《国务院办公厅关于进一步加强政府信息公开回应社会关切提升政府公信力的意见》，其中提到各地区各部门应积极探索利用政务微信等新媒体，着力建设基于新媒体的政务信息发布和与公众互动交流新渠道。

从 2013 年开始，各卫生主管部门陆续开通并运营微信公众号，利用微信公众号进行健康教育、舆论引导，与大众进行沟通。微信公众号为提高公众健康素养起到了不可忽视的作用，这表明利用新媒体开展健康教育非常必要。

在互联网尤其是移动互联网高速发展的背景下，以微信为代表的社交新媒体正在依托技术的飞速发展不断完善升级，本课题旨在完善医疗卫生部门"互联网 + 政务"的政务新媒体工作，通过分析其微信公众号建设和运营状况，以及与以往研究结果进行对比，进一步促进医疗卫生部门的政务微信平台更好地发挥作用，以真正为民所用、为民谋利。

二、文献梳理

国外学者（Oliveira）等从技术与任务、组织环境之间的联系出发，分析了社会媒体在地方政府中的应用。[①] 马轶婷认为，政务微信的特点是针对性强、互动性强、私密性高、发布信息便捷且时效性强。[②] 同时许多学者提出不同的评价体系，如范晓明提出政务微信影响力主要因素是传播力、权威性、互动性。[③] 也有学者认为对于微信公众号的考察需涉及广大政务微信用户；其服务质量不仅体

---

① OLIVEIRA G, WELCH E. Social media use in local government: linkage of technology, task, and organizational context[J]. Government information quarterly, 2013, 30（4）: 397–405.

② 马轶婷 . "微时代"的网络问政——政务微博与政务微信 [J]. 科技情报开发与经济, 2014, 24（18）: 105–106.

③ 范晓明 . 政务微媒体影响力分析——以微信为例 [J]. 传播与版权, 2015（05）: 156–157.

现在过程中，更体现在结果中；它不仅重视政府公共信息产品及其服务内容，更需要各种先进信息技术的支撑。[④] 李财富等从发展战略、领导层次、内容与定位、条件保障、管理运营等角度对政务微信的提升和改善提出建议。[⑤]

美国学者哈罗德·拉斯韦尔发表的《社会传播的结构与功能》[⑥]，首次以建立模式的方法来分析人类社会的传播活动，提出了构成传播过程的五种基本要素，根据其职能不同，可以分为五个环节：传播者、信息内容、媒介渠道、接受者、传播效果。有学者从"5W"角度分析微博的传播特征。[⑦] 而本项目旨在研究自媒体时代，各省（区、市）卫生部门运用新媒体进行宣传、普及等工作情况，通过以"5W"为基础的指标对各官方微信公众号做出评估，做出合理的运营规划建议，并且搞清民众对卫生部门官方微信公众号的了解程度及所受影响。

三、研究设计

（一）前期数据采集和抽样

对各省（区、市）医疗卫生部门官方微信公众号账号的确定与收集，需要先确定各省（区、市）的医疗卫生部门有无官方微信公众号，有的话则进行关注及进一步的研究评估。表3-7是通过微信搜索、官网搜索、邮件、电话等方式收集到的各省（区、市）医疗卫生部门官方微信公众号账号（以及它们的账号主体、微信号）。

---

④ 李宗富，张向先．政务微信公众号服务质量的关键影响因素识别与分析［J］.图书情报工作，2016，60（14）：84–93.

⑤ 李财富，薛张伟．社会管理视阈下的政务微信探析［J］.四川理工学院学报（社会科学版），2014，29（04）：1–7.

⑥ ［美］哈罗德·拉斯韦尔著，何道宽译．社会传播的结构与功能．中国传媒大学出版社，2012–12.

⑦ 祝阳，王欢．微博的政治影响力研究［J］.重庆邮电大学学报（社会科学版），2013，25（04）：84–88.

表3-7　各省（区、市）医疗卫生部门官方微信公众号账号

序号	地区	微信公众号	账号主体	微信号
1	吉林	吉林卫生健康	（政府）吉林省卫生健康委员会	jian-kang-ji-lin
2	浙江	健康浙江	（政府）浙江省卫生和计划生育委员会	zjwjwjkzj
3	黑龙江	黑龙江卫生健康	（政府）黑龙江省卫生和计划生育委员会（黑龙江省中医药管理局）	ljwsjk
4	上海	健康上海12320	（事业单位）上海市健康促进中心（上海市计生公益咨询服务中心）	zj_12320
5	江苏	健康江苏	（政府）江苏省卫生健康委员会（江苏省中医药管理局）	jiankangjiangsu
6	安徽	健康安徽HealthyAnhui	（政府）安徽省卫生健康委员会	ahswjw
7	重庆	健康巴渝	（事业单位）重庆市卫生信息中心	cqh12320
8	西藏	健康西藏	（政府）西藏自治区卫生健康委员会	zxwsjkwbgs
9	陕西	健康陕西	（事业单位）陕西省卫生信息中心	SXSWJW
10	甘肃	甘肃省卫生健康委员会	（政府）甘肃省卫生健康委员会	gsswsjsw
11	青海	健康青海	（事业单位）青海省卫生信息中心	jkqhwx
12	宁夏	宁夏回族自治区卫生健康委员会	（政府）宁夏回族自治区卫生和计划生育委员会	gh_8e0ba011f 341
13	新疆	健康新疆	（政府）新疆维吾尔自治区卫生健康委员会	xjwsrx12320
14	福建	健康福建	（政府）福建省卫生和计划生育委员会	jiankangfujian
15	江西	健康江西	（事业单位）江西省健康教育与促进中心（江西省卫生和计划生育委员会新闻宣传中心）	jxwsjk
16	山东	健康山东	（政府）山东省卫生健康委员会（山东省中医药管理局）	sdswsjkw
17	河南	中原论健	（政府）河南省卫生和计划生育委员会	hnswsjsw
18	湖北	健康湖北	（事业单位）湖北省卫生计生宣传教育中心	hbwsjs

序号	地区	微信公众号	账号主体	微信号
19	湖南	健康微湖南	（政府）湖北省卫生健康委员会	jkwhn
20	北京	健康北京	（政府）北京市卫生和计划生育委员会	bjswsjsw
21	天津	健康天津	（政府）天津市卫生健康委员会（天津市中医药管理局、天津市爱国卫生运动委员会办公室）	tjswsjsw
22	河北	河北卫生健康	（政府）河北省卫生健康委员会	hebwsjs
		健康河北官微	（事业单位）河北省卫生健康委员会健康河北指导中心（河北省卫生委员会政策研究中心）	jkhbgw
23	山西	健康山西官微	（政府）山西省卫生和计划生育委员会	jksxgw
24	内蒙古	健康内蒙古12320	（政府）内蒙古自治区卫生和计划生育委员会	nmgwjw12320
25	辽宁	辽宁省卫生健康服务中心	（事业单位）辽宁省卫生健康服务中心	gh-bd37affdecf 2
26	广西	广西健康12320	（事业单位）广西壮族自治区疾病预防控制中心（广西壮族自治区卫生监测检验中心、广西壮族自治区健康教育所、广西壮族自治区预防医学研究所）	gx12320_org
27	广东	广东卫生信息	（事业单位）广东省卫生健康委员会政务服务中心	gdwsnet
28	四川	健康四川官微	（政府）四川省卫生和计划生育委员会	jkscgw
29	贵州	健康贵州	（政府）贵州省卫生健康委员会	gzwj2014
30	云南	健康云南 HealthyYunnan	（政府）云南省卫生和计划生育委员会（云南省防治艾滋病局）	HealthyYunnan
31	海南	健康新海南	（政府）海南省卫生计划生育委员会	jiankang0898

（二）评价指标构建

1948 年，美国学者哈罗德·拉斯韦尔在《社会传播的结构与功能》一文中，首次提出构成传播过程的五种基本要素，并将之按照一定结构顺序进行排列，即著名的"5W"模式。"5W"模式是传播学的基本模式之一，它最早明确地将传播过程划分为 5 个要素，并相对应地限定了 5 个传播学研究领域。具体来说，"5W"模式源于五个具有相同首字母"W"的要素，即"谁（Who）、说了什么（Says What）、通过什么渠道（In Which Channel）、向谁说（To whom）、产生什么效果（With what effects）"。以此为理论出发点，在本研究中，各省（区、市）卫健委为传播者，微信为传播途径，群众作为受传者与卫健委进行互动。因此，本研究期望采用的指标体系主要包含三个一级指标：传播力指标、信息服务力指标和互动力指标。其中每个一级指标又细分为二级、三级指标，对每一要素进行评价。最后，依照此指标对各医疗卫生部门官方微信公众号的运营情况和运营效果进行评分、排名，并提出一些改进建议。

确定的评价指标如表 3-8 所示：

表 3-8　评价指标

一级指标	二级指标	三级指标
传者指标 （28 分）	权威性 （7 分）	是否官方认证（4 分）
		是否有官方简介（3 分）
	易知性 （6 分）	是否可以从官方网站获知（3 分）
		是否可以从官方微博得知（3 分）
	及时性 （8 分）	开通天数（8 分）
	功能性 （7 分）	是否有可选版块（3 分）
		版块设置数量（4 分）

续表

一级指标	二级指标	三级指标
信息指标 （35分）	信息规模 （15分）	消息数量（9分）
		日均消息推送量（6分）
	信息形式类别 （7分）	文字（2分）
		含图片（3分）
		含视频（2分）
	相关性 （6分）	内容是否与卫生计生有关（6分）
	原创性 （7分）	内容是不是原创（7分）
互动指标 （37分）	阅读指标 （18分）	阅读量（9分）
		阅读率（每条信息的平均阅读量）（9分）
	评论指标 （12分）	是否开启评论功能（6分）
		评论量（3分）
		评论率（每条信息平均显示的评论量）（3分）
	点赞指标 （7分）	"在看"量（4分）
		"在看"率（每条信息平均在看量）（3分）

（三）抽样方法

以 2019 年 1 月 1 日至 2019 年 12 月 31 日为时间范围，采用整群抽样与分层抽样相结合的抽样方法。

具体而言，首先计算每个卫健委微信公众号在 2019 年 1 月 1 日至 2019 年 12 月 31 日期间发布的文章总数——

①对于总数 <100 条的卫健委微信公众号，采用整群抽样方法，即将其发布的全部文章均纳入分析总体，逐条进行内容分析；

②对于总数 ≥ 100 条的卫健委微信公众号，以月为单位进行分层抽样，每月

抽取当月发布文章总数的 20%（以相同的时间间隔），最终汇总形成分析总体，进行内容分析。之后我们将在此基础上对各卫健委微信公众号进行各方面的评价，并归纳总结，发现其发展现状及存在的问题。

四、我国省级卫健委官方微信总体分析及排行榜

（一）微信账号总体分析

1. 各地卫健委官方微信开通时间集中于 2014 年、2015 年和 2016 年

上海市卫健委于 2013 年底开通微信账号，是统计中最先开通官方微信账号的卫健委。除上海以外，其他各地的微信账号的开通日期集中于 2014 年、2015 年和 2016 年三个年份，如图 3–8。早在 2013 年 10 月 15 日，国务院办公厅下发的《国务院办公厅关于进一步加强政府信息公开回应社会关切提升政府公信力的意见》中便提到了"各地区各部门应积极探索利用政务微博、微信等新媒体，及时发布各类权威政务信息，尤其涉及公众重大关切的公共事件和政策法规方面的信息，并充分利用新媒体的互动功能，以及时、便捷的方式与公众进行互动交流"。2014 年 3 月 17 日，国务院办公厅印发的《2014 年政府信息公开工作要点》的通知中也提及加强政务微博、微信信息公开平台的建设。在政策的引导下，各省（区、市）卫健委陆续在 2013 年起开通微信公众账号。统计中，31 个省（区、市）已开通微信公众账号，其中 2014 年共有 9 个微信公众账号开通，2015 年有 10 个微信公众账号开通，2016 年有 6 个微信公众账号开通。

从公众号主体管理部门来看，三分之二的卫健委公众号由政府管理：吉林、浙江、黑龙江、江苏、安徽、西藏、甘肃、宁夏、新疆、福建、山东、河南、湖南、北京、天津、山西、四川、贵州、云南、海南。另三分之一的省（区、市）公众号由事业单位管理，如图 3–9。

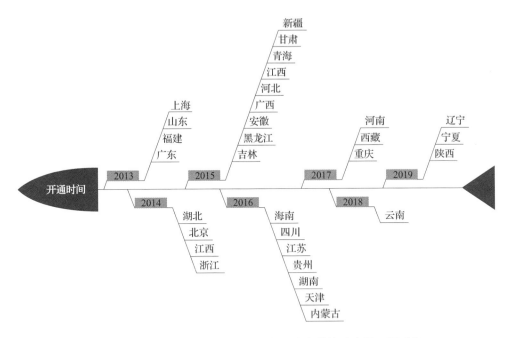

图 3-8　各省（区、市）医疗卫生部门官方微信公众号开通时间

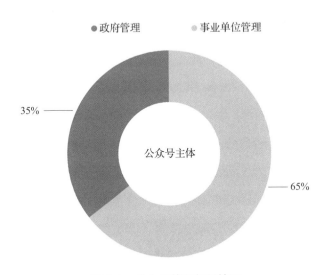

图 3-9　公众号管理部门情况

　　近三分之二的公众号信息可以从官方微博得知，几乎所有公众号信息都可以从公众号得知，如图 3-10。

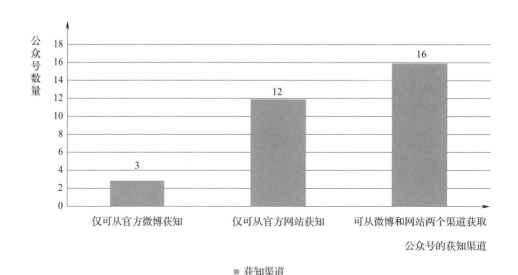

图 3-10 公众号获知情况

2. 微信账号发布的内容主要涉及卫生计生政策宣传和医疗工作政务公开

本研究将各省（区、市）卫健委官方微信发布的内容按照与卫生计生的相关程度进行打分，满分为 6 分。统计发现，浙江、上海、江苏、广西、江西、河南、湖南、北京 8 个省（区、市）的卫健委官方账号得满分，其中发布的内容多数与医务工作、卫生计生政策宣传、各类高发病、常见病、罕见病等知识普及、养生理念、健康知识传播相关。其余微信账号均在 2 分以上。总体来讲，大部分地区的卫健委运用微信公众号进行卫生计生政策的宣传和医疗卫生方面的政务公开，较好地在微信领域打造了政府信息公开的新阵地，为群众便捷地获取卫生计生政务相关的信息开辟了新通道。在几乎全民使用微信的背景下，卫健委官方选择在微信官方账号公开政务、宣传科普，为群众了解政务、接受科普提供了一个实用便利的平台。

3. 省级卫健委官方微信账号中可选版块丰富，服务内容多样

本研究发现省级卫健委官方微信账号内，下方导航栏中可选版块大多包括公共卫生、就诊攻略、新闻发布等自助服务信息，极大程度上简化了群众的就诊步

骤，方便了群众快速搜寻所需要的信息。其中，东部及中部省级卫健委官方账号设置的可选版块更为丰富，服务内容多样化，而西部地区的省级卫健委官方账号相对而言版块设置不够周到。

（二）微信总排行榜

本研究对收集到的 31 个省（区、市）卫健委的官方微信进行了一级指标、二级指标和三级指标的统计，加权计算得出各省（区、市）卫健委官方微信排行榜。因公众号的粉丝数无法统计，故除去受者指标，各省（区、市）卫健委微信排行主要依据三个指标：传者指标、信息指标、互动指标。下表列出了各省（区、市）卫健委官方微信公众号的基本信息以及各级一级指标分值：

表 3-9　各省（区、市）卫健委官方微信公众号总排行榜

排名	地区	微信公众号名称	传者指标得分	信息指标得分	互动指标得分	总分
1	广东	广东卫生信息	20	34	38	92
2	上海	健康上海 12320	19	30	34	83
3	湖北	健康湖北	15	27	39	81
4	四川	健康四川官微	14	29	35	78
5	河北	河北卫生健康	16	30	31	77
6	吉林	吉林卫生健康	19	32	25	76
7	安徽	健康安徽 HealthyAnhui	15	23	38	76
8	浙江	健康浙江	14	30	31	75
9	北京	健康北京	17	23	35	75
10	江西	健康江西	14	29	31	74
11	江苏	健康江苏	15	29	26	70
12	山东	健康山东	16	28	26	70
13	天津	健康天津	15	29	25	69
14	河南	中原论健	14	27	25	66

续表

排名	地区	微信公众号名称	传者指标得分	信息指标得分	互动指标得分	总分
15	贵州	健康贵州	14	26	24	64
16	福建	健康福建	15	25	24	64
17	湖南	健康微湖南	14	27	23	64
18	重庆	健康巴渝	15	19	29	63
19	黑龙江	黑龙江卫生健康	14	30	18	62
20	山西	健康山西官微	14	22	25	61
21	内蒙古	健康内蒙古官微	15	21	25	61
22	西藏	健康西藏	12	9	38	59
23	广西	广西新疆12320	15	23	20	58
24	海南	健康新海南	12	23	18	53
25	陕西	健康陕西	12	17	24	53
26	新疆	健康新疆	14	16	20	50
27	辽宁	辽宁省卫生健康服务中心	9	17	23	49
28	云南	云南卫健委	9	22	16	47
29	甘肃	甘肃省卫生健康委员会	16	13	18	47
30	青海	健康青海	14	14	18	46
31	宁夏	宁夏回族自治区卫生健康委员会	12	18	13	43

在微信账号总排行中，"广东卫生信息""健康上海12320"和"健康湖北"名列前三位。其中，在传者指标和信息指标上，"广东卫生信息"表现最佳，无论是在微信官方认证、自我简介、获取微信账号的便捷性和微信版块设置与功能开发上，还是公众号内容信息规模和总体质量上表现都是最好的。在互动指标上，"健康湖北"表现最佳，其阅读量、评论量、"在看"量、点赞量和其他公众号相比都有突出优势。

（三）微信公众号得分排行榜

1. 传者指标排行榜

表 3-10　各省（区、市）卫健委官方微信公众号传者指标排行榜

排名	地区	账号
1	广东	广东卫生信息
2	上海	健康上海 12320
2	吉林	吉林卫生健康
4	北京	健康北京
5	河北	河北卫生健康
5	山东	健康山东
5	甘肃	甘肃省卫生健康委员会
8	湖北	健康湖北
8	安徽	健康安徽 HealthyAnhui
8	江苏	健康江苏
8	天津	健康天津
8	福建	健康福建
8	重庆	健康巴渝
8	内蒙古	健康内蒙古官微
8	广西	广西健康 12320
15	四川	健康四川官微
15	浙江	健康浙江
15	江西	健康江西
15	河南	中原论健
15	贵州	健康贵州
15	湖南	健康微湖南
15	黑龙江	黑龙江卫生健康
15	山西	健康山西官微
15	新疆	健康新疆

排名	地区	账号
15	青海	健康青海
26	西藏	健康西藏
26	海南	健康新海南
26	陕西	健康陕西
26	宁夏	宁夏回族自治区卫生健康委员会
30	辽宁	辽宁省卫生健康委员会
30	云南	云南卫健委

在考察传者指标排名时，评价体系注重了权威性和易知性，也看重了微信平台的栏目设置和传者信息的及时性。31 个省（区、市）卫健委的官方微信公众号都有其微信认证和简介，方便手机用户辨识。各地卫健委官方微信公众号的获取途径除了官方网站之外，一般还包括政务微博和其他政务微信公众号。排行靠前的广东、上海、吉林和北京卫健委官方微信公众号在其他平台例如卫健委官方网站、其他政务微信公众号处都有明显的标识，便于直通，而云南和陕西的卫健委官方微信公众号则无法在其他平台找到。

微信平台的栏目设置中，栏目的数量和分类关系到读者获取信息的便捷性和互动的效果。统计显示，除山西和新疆外，其他省级卫健委官方微信公众号账户都有可选版块设置，手机用户可以根据自己的不同需求在公众号内选择相应的服务。微信版块的二次开发体现了较好的功能性和便捷性，这是衡量传者指标的重要因素。传者信息的及时性则主要体现在其开通天数，这也是衡量传者指标的重要因素之一。排名第一的"广东卫生信息"、排名第二的"健康上海 12320"和排名第三的"吉林卫生健康"在栏目设置上偏重于卫健委内部的建设，如相关政务官网、人物风采和有关活动会议记录，而排名第四的"健康北京"的版块设置则囊括了挂号、健康科普等便民服务，一目了然，方便互动和沟通，且排名前四的卫健委官方微信平台运营时间都较早。相比之下，排名落后的陕西、宁夏、辽宁和云南的卫健委官方账号虽然也有丰富的可选版块设置但因为开通较晚在"及时性"的指标中得分较低。

2. 信息指标排行榜

表 3-11　各省（区、市）卫健委官方微信公众号信息指标排行榜

排名	地区	账号
1	广东	广东卫生信息
2	吉林	吉林卫生健康
3	上海	健康上海 12320
3	河北	河北卫生健康
3	浙江	健康浙江
3	黑龙江	黑龙江卫生健康
7	江苏	健康江苏
7	天津	健康天津
7	四川	健康四川官微
7	江西	健康江西
11	山东	健康山东
12	湖北	健康湖北
12	河南	中原论健
12	湖南	健康微湖南
15	贵州	健康贵州
16	福建	健康福建
17	北京	健康北京
17	安徽	健康安徽 HealthyAnhui
17	广西	广西健康 12320
17	海南	健康新海南
21	山西	健康山西官微
21	云南	云南卫健委

续表

排名	地区	账号
23	内蒙古	健康内蒙古官微
24	重庆	健康巴渝
25	宁夏	宁夏回族自治区卫生健康委员会
26	陕西	健康陕西
26	辽宁	辽宁省卫生健康委员会
28	新疆	健康新疆
29	青海	健康青海
30	甘肃	甘肃省卫生健康委员会
31	西藏	健康西藏

在考察信息指标排名时，推送消息的数量、频率、原创性与卫生计生的相关性以及形式的多样性都是考量的具体标准。"广东卫生信息"在此模块中表现最优，主要体现在推送消息数量和频率上，此外相较于其他卫健委官方账号，"广东卫生信息"的推送方式具有图文并茂、视频共存、量多质高的特点，表明当地部门能够快速及时地感应新媒体的发展变化，紧跟受众阅读习惯，与时俱进。然而，排名靠后的新疆、青海、甘肃和西藏四地的卫健委官方微信公众号主要落后于推送的"原创性"，其推送内容转自其他卫生计生相关的官方微信号数量较多。此外，甘肃和青海的卫健委官方微信号推送量少导致得分较低，"甘肃省卫生健康委员会"具有推送次数少但一次多条的特点，"健康青海"则存在整月无推送的空缺。

下面分为"在看""阅读""评论""图片""视频""原创"六大版块量化来看各省（区、市）卫健委公众号运营情况。

"在看"指数的统计如图3-11所示，每天在看的人数，湖北和广东遥遥领先于其他省（区、市），西藏、上海、安徽次之，同与排名其后的省份拉开了较大差距。相应地，每篇"在看"人数，湖北、西藏、广东高居榜首，均在40以上。紧随其后的北京、上海、安徽也都有20—30"在看"的人数。

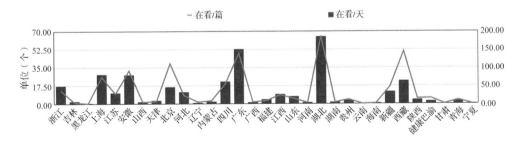

图 3-11　各省（区、市）卫健委公众号每天"在看"篇数和"在看"天数

在阅读数的统计中，每天阅读人数如图 3-12 所示，湖北遥遥领先于其他省（区、市），高达 13 000 条的阅读数，广东次之，同与排名其后的省份拉开了较大差距。相应地，每篇阅读人数，湖北、西藏、广东高居榜首。紧随其后的北京、安徽也都有较高的阅读数。

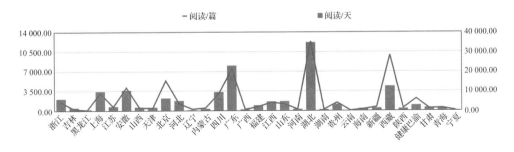

图 3-12　各省（区、市）卫健委公众号每天阅读篇数和阅读天数

在评论数的统计中，每天评论人数，湖北遥遥领先于其他省（区、市），每天评论数达到 14 条。四川、上海、安徽次之，同与排名其后的省份拉开了较大差距。相应地，每篇评论人数，湖北高居榜首，紧随其后的是四川、上海、安徽、重庆，也都有 1 条左右的评论数。

在图片数的统计中，如图 3-14 所示，每天图片数，天津遥遥领先于其他省（区、市），达到 30 张左右。广东、新疆、辽宁，均在 10 张以上。紧随其后的天津、广东、陕西、重庆也都有 7 张左右。

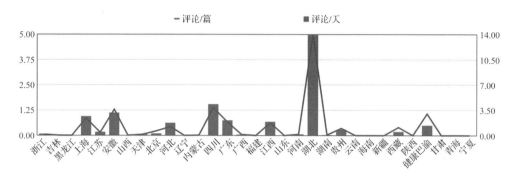

图 3-13　各省（区、市）卫健委公众号每天评论数和每天评论人数

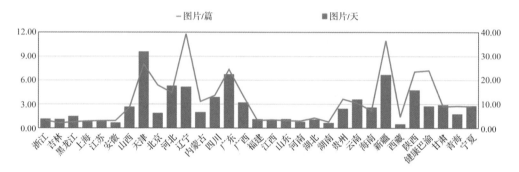

图 3-14　各省（区、市）卫健委公众号每天图片数和含图片天数

在视频数的统计中，如图 3-15 所示，每天视频数，新疆遥遥领先于其他省（区、市），每天视频数达到 2.5 条。江西、四川和江苏次之，其他省（区、市）全年几乎不发视频。相应地，每篇视频数，新疆几乎每篇推送中都会放入视频，数据达到 0.86/ 篇，在之后的是江西，有 0.4 条左右的视频数。

原创指标是我们对公众号进行评分的重要因素之一。在原创程度的统计中，每天原创数，吉林遥遥领先于其他省（区、市），每天原创数达到 3 条。紧随其后的是安徽、山西和内蒙古，同与排名其后的省份也拉开了不少差距。相应地，对文章的原创性上，北京高居榜首，紧随其后的是西藏、安徽、内蒙古，也都有 0.5 条 / 篇左右的原创数。

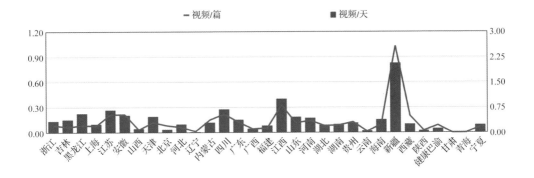

图 3-15　各省（区、市）卫健委公众号每天视频数和含视频天数

3. 互动指标排行榜

表 3-12　各省（区、市）卫健委官方微信公众号互动指标排行榜

排名	地区	账号
1	湖北	健康湖北
2	广东	广东卫生信息
2	安徽	健康安徽 HealthyAnhui
2	西藏	健康西藏
5	北京	健康北京
5	四川	健康四川官微
7	上海	健康上海 12320
8	河北	河北卫生健康
8	浙江	健康浙江
8	江西	健康江西
11	重庆	健康巴渝
12	山东	健康山东
12	江苏	健康江苏
14	吉林	吉林卫生健康

续表

排名	地区	账号
14	天津	健康天津
14	内蒙古	健康内蒙古官微
14	河南	中原论健
14	山西	健康山西官微
19	福建	健康福建
19	贵州	健康贵州
19	陕西	健康陕西
22	湖南	健康微湖南
22	辽宁	辽宁省卫生健康委员会
24	广西	广西健康12320
24	新疆	健康新疆
26	甘肃	甘肃省卫生健康委员会
26	黑龙江	黑龙江卫生健康
26	青海	健康青海
26	海南	健康新海南
30	云南	云南卫健委
31	宁夏	宁夏回族自治区卫生健康委员会

在考察互动指标时，阅读量、评论量和"在看"量是评价微信公众号平台和用户互动的主要指标。31个省（区、市）卫健委的官方微信公众号均开启了评论功能，排行差距主要体现在阅读量、评论量和"在看"量。湖北、安徽和广东三地居于榜首，从样本看来，三地卫健委官方微信号总阅读量大于10 000次，值得注意的是"健康湖北"的篇均阅读量破万；推送文章的评论量均大于2条/篇；用户点击"在看"的次数大于100。相比之下，青海、海南、云南和宁夏四地的卫健委官方微信平台疏于和用户互动，有阅读量较低、评论数较少、"在看"量少的缺点。

五、特色公众号运营情况分析

（一）"上海模式"——便民服务对话平台

1."健康上海12320"微信公众号简介

微信公众号"健康上海12320"可以通过两种方法搜索得到：

（1）直接在微信的搜索框中输入"健康上海12320"即可找到公众号；

（2）登录网页版微博，在微博"@健康上海12320"的主页置顶就可以直接找到微信公众号的二维码及微信账号。这也是上海卫健委官方微信平台与其他省（区、市）的不同，在微信与微博之间构建了直接沟通的桥梁，双面输出，互相联动，使受众能第一时间知晓微信公众号平台的存在，达到了理想的宣传效果。

"健康上海12320"微信公众号，截止到2020年5月10日已发布1 160篇原创内容，设置有可选版块共三大部分，如图3-16所示，分别为：便民服务、微信矩阵、防疫专题。其中，"便民服务"包括四个小版块——网上互动、预约转运、疫苗接种、卫监服务。"防疫专题"包括五个小板块——"疫"问解答、推荐热读、科学防疫、健康倡议、医知独秀。"微信矩阵"则可以直接链接至上海十二区的区级微信公众号、三级医院和二级医院的微信公众号、重要卫生机构的微信公众号。

"健康上海12320"日常推送文章，数量稳定在日均2—3篇，保证在每日推送的情况下确保信息质量。相较于其他省（区、市）的卫健委官方微信公众号，"健康上海12320"做到图文并茂、辅以视频、言简意赅，且原创文章较多体现了积极原创的良好趋向；该号内容也存在相当一部分医院约稿和卫生报引用，标明来源一方面尊重创作者的权利，另一方面也向读者传达了信息来源明确、值得信任的潜在意味。其中，推送消息的主要内容分为以下八大类。

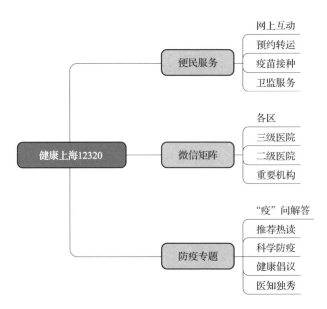

图 3-16 "健康上海 12320"微信公众号模块介绍

（1）医院门诊时间安排、调整公示。该类文章通常发布于门诊安排时间的 48 小时前左右，及时提醒民众关注医院工作时间，既有效避免了患者抽空求医却遇空门的情况，也方便患者线上了解信息、有针对性求医，不致造成人员拥挤的现象。

（2）健康、卫生知识科普。该类文章涉猎广泛，囊括眼科、骨科、神经内科等大量基础科室的医学常识，也包括民众日常生活中保持健康、避免意外、预防疾病的小贴士，讲述的语言也通俗易懂，能将晦涩难懂的专业术语转化为日常用语，尽量覆盖全年龄段读者。

（3）"微课堂"——家庭医生开课栏目。该类推送与第二类类似，属于视频类型，让"互联网＋家庭医生"满足百姓多层次、多元化健康需求，不断提升居民的健康获得感。

（4）养生美食推荐。该类文章内容包括养生美食的具体食谱、菜式的味道点评和营养价值介绍，主要侧重于中医食疗方向，以推荐美食的方式使中医养生渗入民众生活的点点滴滴，同时传播了中医养生文化，也辅助推广了垃圾分类的基本知识。

（5）政策类知识解读。该类文章积极结合时事政策，紧跟时代脚步，解读健康卫生相关的法律、法规、规章、政策，及时介绍健康卫生政策动态等。

（6）"海上名医"特辑。该栏目以周为单位，每期介绍三位左右的上海名医，由上海市卫生健康委员会主办，入选上海市科技创新行动计划。介绍医生的基本信息，并附上视频直播二维码，使民众能实时观看名医直播，面对面学习医学知识。

（7）二十四节气特辑。每逢节气当天，公众号会准时推送文章，讲解节气知识，包括该节气的由来与养生知识，与传统文化相结合，创新健康科普方式。

（8）"改变上海的那些小事"特别专栏。该类文章主要讲述"我的卫生监督故事"，忠实纪录这些年来，给上海这座城市的卫生监督工作带来一点一滴变化的这些故事。故事发生在过去，却指向未来。

2. 特点剖析

（1）便民服务项目拓展，"网上互动"实时交流

点击"网上互动"链接即可直达上海市卫生健康委员会、上海市中医药管理局的网上政务厅，市民可以在"网上互动"中预先确认自己感兴趣的话题，通过"在线访谈"安排时间通过微信与专家进行实时互动，也可以在别人的回答中找到自己想要的信息。其余还有"主任信箱""网上信访""建议征集""网上咨询""意见征询"等版块。这一功能大大拉近了市民与政府的距离，使意见、建议上报和信息寻找的时间缩短到最少，也确保了信息来源的足够可靠，有利于树立政府爱民、便民的正面形象。

（2）聚合二、三级医院等相关微信公众号，微信矩阵方便市民一键查找

"健康上海12320"微信公众号利用微信矩阵，聚合了12个区、51个三级医院、19个二级医院、25个重要机构的官方微信公众号，用户可以通过超链接，一键直达自己想找的医院微信公众号，不用在微信公众号搜索辨认，在进入相关医院微信公众号之后便可以选择相应的专家，享受线上预约、挂号、报告查询等

服务，方便快捷，高效安全。还可向门诊、住院病人提供随诊咨询，这需要在医生和用户双方自愿的前提下完成。医生尽可能利用医学知识及临床经验给予解答，并给出如何就医方面的建议。

（3）在2020年新冠肺炎疫情期间推出"防疫专题"

有别于其他微信公众号的相对杂乱推送，"健康上海12320"整合信息，将基础防疫知识、最新防疫动态、最新政策指导等关键推送分门别类地建立专题链接，使读者不必费时、费力地搜索或翻找过往信息，一键直达，方便快捷，清晰明确。这是疫情期间上海市卫生健康委员会在线抗疫的典型举动之一。

（二）内蒙古——一体化查询体系

1."健康内蒙古官微"微信公众号简介

"健康内蒙古官微"是由内蒙古自治区卫生健康委员会负责管理运营的官方微信公众号，旨在加强对于内蒙古自治区卫生健康委员会相关工作的宣传。

"健康内蒙古官微"的日常推送分为"关注""机关""重磅""健康"等四个版块。

（1）"关注"。此版块主要推送全国范围内与医疗卫生相关的政策解读，有助于普通民众理解相关政策，通常采用图文并茂的方式。（2）"机关"。此版块内容主要与卫生健康委等省级卫生行政部门的活动相关，通常采用文字的形式公开政务。（3）"重磅"。此版块主要与全国卫生健康发展事项相关，偶尔涉及国家重大的民生工作。（4）"健康"。此版块主要用于向民众普及基本的健康知识以及生活技能。

2. 特点剖析

（1）以小专题的形式，推出日常生活实用的系列知识

"健康内蒙古官微"于2019年6月—9月推出"名医微课堂"专题，涉及的内容有抑郁症、乙肝、肝炎、鼻炎、癌症、腰椎间盘突出等常见病症，邀请名医以视频、图片、文字的形式，向群众解答与疾病相关的热点问题，并在文末附上

医者的相关荣誉信息。推送内容实用且形式富有趣味性，阅读量较高。

（2）三类导航，服务内容涵盖全面

"健康内蒙古官微"在微信公众号界面底端设有三个导航，分别是"政务服务"，包含"健康要闻""政策解读""办事服务""我向总理说句话"；"健康服务"，包括"名医微课堂""预约挂号""微信矩阵""微官网""好医生好护士"；"数据查询"，包含"疫苗接种点""三级医疗机构""基层医疗机构""执业医师查询""执业护士查询"。这种聚合式的版块设置，用户可以按照自己的需求一键寻找到目标，方便快捷，高效且安全。

（三）广东——总排行榜评分第一背后的原因

"广东卫生信息"于 2014 年开始正式运营，账号主体为广东省卫生健康委员会政务服务中心，它由省卫生健康委员会运营。微信号为"gdwsnet"。

公众号的简介为："省卫健委官方公众平台，连续 60 个月全省健康类排名前三，全国前五！融合了官网大数据的广东省卫生健康系统综合资讯和在线健康服务，为医患双方的健康、合法权益和医疗体验，打造一个极具影响力的媒体社群互动平台，推动全省健康事业良性发展。"总共有 396 篇原创内容。

在 2019 年一年中，共发布 1 122 篇文章，截至 2020 年 1 月 1 日零时，总阅读数为 8 384 415，总在看数为 54 885，最高阅读量为 10 万多，篇均阅读数为 7 466.42。广东省卫健委公众号运营的成功之处主要体现在以下四点中。

1. 立足科普性、权威性

该公众号的运营负责人介绍，"广东卫生信息"之所以能长期保持前十名的好成绩，是因为该公众号始终关注群众的关注点，围绕科普知识、卫生计生政策做文章，基本不宣传常规会议、常规活动、领导的一般性调研等。

2. 增强可读性、趣味性

注重权威发声，也不忘将医学知识紧贴热点，用网络语言拉近与网友的距离。同时，"广东卫生信息"不仅自身积极创作内容，还把全省卫计系统的新媒体力量都整合起来了，起到了博采众长的良好效果。

3. 突出专业性、互动性

除了权威发布突发事件的进程外，"广东卫生信息"从 2018 年 1 月起，在公众号中嵌入各个卫生官网的链接，不仅通过"省健康委员会官网""广东防控融合平台"让市民们可以迅速定位到官网了解卫生信息，还通过"全省卫生健康活动""健康热点·联盟"等渠道举办丰富的线上线下活动，提高了粉丝的活跃度，增强了平台对粉丝的吸引力。

4. 注重科普性与卫生发展

登录"广东卫生信息"公众号，可以看到该公众号开发了"健康科普""粤卫人才招聘平台""广东医学教育平台""两新党建示范培训班"等科普、人才引进、教育建设类的服务功能。健康科普大赛和大会的开展，能一定程度上提高民众对卫生知识的关注度，同时通过人才招聘平台和培训班，建设健全广东卫生医疗人才培养体系，为人才发展做足准备。

六、问题与建议

通过分析梳理可知，卫生部门政务微信公众号对提升卫生医疗透明度和公信力，改善形象起到了很好的推动作用。但目前微信公众号还存在以下问题。

一是主动意识不强。虽然国务院一再提倡利用新媒体做好政府信息公开工作，建设互动交流新平台，但有的主管部门满足于被动建立，积极主动创新意识不强，在当下将政府信息公开工作游离于新媒体发展趋势之外，没有很好地顺应新媒体发展趋势，没有发挥微博和微信在信息传播及互动交流上的优势，不利于医疗卫生主管部门在新媒体时代下的政府信息公开工作。

二是缺少统一规范。大部分卫健委微博、微信公众号的头像都采用了世界卫生组织通用的双蛇缠杖徽章并配以当地的地图，还有一部分采用了自己设计的徽章，而且各地区微博、微信公众号的名称也不太统一，不利于广大网民查找识别。

三是运营管理较弱。有些地区的卫健委开通微博、微信公众号滞后，或开通后不注重维护和运营，使其成为"僵尸微博""僵尸微信"。国家卫健委官网上的微博矩阵列举了各省（区、市）卫健委和其他医疗卫生组织的微博（包括腾讯微博和新浪微博），但是统计不全，没有分类。医疗卫生政务微博（微信）如何医好自己的"耳聋""哑巴""拖延症"，是值得各地区相关部门反思的问题。

四是功能差，关注少。"只说不开""只开不管"的现象折射出部分地区观念的陈旧。所以在提倡没有显著效果的情况下，还要从制度入手，建立一套完整的激励约束机制。微博平台和微信公众号不应该只是以往官方政务网站的翻版，单纯地把网站上的内容复制到微博或微信上。

五是缺少互动回应。新媒体平台上的政府信息公开应该避免"只发不回"的困境，利用新媒体加快回复速度，提高答疑解惑的效率，增强医患之间、管理部门与医务部门之间、医疗机构之间、各地区之间的互动才是新媒体环境下政府信息公开的应有之义。

为此有以下建议：

（一）强化主体责任，确保政策落实到位

国家卫健委和各省（区、市）卫健委是医疗卫生官方微信公众号领导机构，国家卫健委可进一步强化对全国卫生官方微信公众号的统一领导，强化主体责任，督导各省（区、市）卫健委，将国家政策落实到位。各省（区、市）卫健委主管部门要明确具体负责微信公众号责任部门，确保有具体负责部门，有主管领导，有专人负责，有协调机制。要做好分工，对内容编辑、服务效果、活动策划、线上线下对接等方面细化责任分工，形成联动。要加强国家政策的学习和宣

传，要深刻认识官方政务微信公众号对于拓展网络问政，站稳舆论阵地的重要意义，确保国家政策不打折扣，扎实有效落实到位。同时，国家和省（区、市）卫健委主管部门要加强监督管理，在统一规划的基础上还要关注冒名顶替的虚假官方机构，及时举报清除虚假的政务微博、微信公众号。

（二）强化规范建设，宣传推广落实到位

严格按照"先审后发"的原则，规范信息审批程序，确定不同信息审批层级，必须指定专人对拟发布信息进行审核把关。对敏感事件的信息，要严格审批程序，报意识形态宣传部门审定，由主管领导复核后发布，确保信息发布及时、权威准确。努力将医疗卫生行业的行政管理机构、事业组织、群众性卫生组织及相关医务人员和专家的微博聚集到一个平台上，在统计详尽的基础上做好新浪微博、腾讯微博和微信等不同类型新媒体的分类，便于查找。通过卫生医疗系统内部成员微信好友推荐，扩大卫生政务微信公众号的权威性、存在感和影响力。通过广播、电台、影音媒体进行公众号的宣传推广，在公开发行的报纸、杂志和各种宣传册上添加微信公众号二维码扩大宣传范围。通关内部工作会议，组织公益讲座，将相关文件下发微信公众平台，提升微信平台与线下活动的有效衔接，相互促进。以医疗健康进社区、医疗下乡等各项公益活动为切入点，将印制有微信公众号二维码的名片、户外广告等宣传物品赠与活动参与者来扩展用户，让民众乐于参与，受益于参与的活动。

（三）做好互动答疑，提升政务公众号活力

进一步加强互动，及时回应百姓关切和事关百姓利益的问题，有针对性地开展答疑解惑活动，提高回复网民信息的速度和质量；结合本地情况，开通实用性栏目，增强活动效果。提升文字驾驭能力，微信公众号信息发布比起以往的网站发布更加便捷，在此基础上，要想把信息公开做好，更是对博文或消息的管理提出了更高的要求，结合"阅读数"和"点赞数"等情况，用关键词汇有效引领群

众关注。图片、视频、表情链接等多种内容呈现方式都应该适当用于信息发布，从而提高可读性，避免有些卫健委微博整个页面都是文字或者链接的情况。在做好内容呈现方式多样性的基础上也要做好分类，善用微博"话题"功能与微信公众号形成互动，方便网民查找相关内容。此外，要注重博文或消息的语言风格，不要照搬照抄政策文件原文，而要注重解读，贴近群众，让网民"看得到，听得懂，信得过"。

（四）明晰职能定位，增强服务意识

在"政务＋互联网"的大背景下，政务微信公众号成了卫健部门信息公开的重要平台，卫健医疗部门关系千家万户民生事项。因此要把提升居民健康作为关键定位，要探索将居民医保报销、看病挂号等事项在微信公众号线上办理。要将基本药品目录、医疗卫生资源情况、基本医疗常识在微信公众号上广泛发布，减少因为信息不透明而增加的社会和公共医疗体系的资源浪费。要做好"微信公众号""微博公众号"和医院 APP 门户网的功能整合，加强联动，建立明确清晰的功能分类，避免因多个平台功能交叉、功能不完善而造成的资源浪费，从而给居民带来诸多不便。要尝试依托第三方微信公众平台技术开发商，借助技术手段实现政务微信的扩展功能开发，包括增加功能版块、美化页面、设置自动回复、语音查询等，为群众打造"一站式"便民服务平台，帮助群众实现"指尖问政"。

（五）加大考评力度，建立有效奖惩机制

加强辖区卫健委微信公众号运营的指导培训和考核管理，完善考核机制和程序，建立科学有效的导向考核指标，将政务微信公众号工作纳入政务公开和年度考核工作。对外发布微博、微信公众号运转的相关数据，公开微博、微信公众号运营的具体情况，让辖区卫健委及广大网民发挥监督作用。邀请人大代表、政协委员等对信息内容不定期抽样评价，听取群众的建议，及时完善更新，让公众号

运营有协调、有监管、有考核。建立适当的奖惩机制，对于百姓满意度高、关注度高、互动良好的公众号给予物质和精神嘉奖，对于造成信息安全隐患，信息发布有误导致较为严重的公众误解和给卫健医疗系统造成负面形象的事项，要进行有效惩罚，责令整改。对于更新不及时、文字版面明显错误问题的要进行批评教育，及时督办更正。

参 考 文 献

1. OLIVEIRA G, WELCH E., Social media use in local government: linkage of technology, task, and organizational context［J］. Government information quarterly, 2013, 30（4）.

2.［英］布朗.群体过程［M］，胡鑫，庆小飞译.北京：中国轻工业出版社，2007.

3. 陈明.媒介融合背景下的新闻评论教学改革［J］.东南传播，2011（5）.

4. 陈少波.当谣言邂逅微博，是自净还是泛滥——自媒体环境下微博谣言的传播学分析及辟谣方略［J］.新闻界，2012（15）.

5. 邓喆，孟庆国.自媒体的议程设置：公共政策形成的新路径［J］.公共管理学报，2016（2）.

6. 丁柏铨，夏雨禾.新媒体语境中重大公共危机事件与舆论关系研究［J］.当代传播，2012（2）.

7. 丁柏铨，夏雨禾.重大公共危机事件中媒体新闻发布效果的提升路径——基于对新闻从业人员的问卷调查［J］.新闻与传播研究，2019（2）.

8. 范晓明.政务微媒体影响力分析——以微信为例［J］.传播与版权，2015(05).

9. 关毅.科学界需要"自净"机制［J］.自然杂志，2017（5）.

10. 郭庆光.传播学教程［M］.北京：中国人民大学出版社，2014.

11.［美］哈罗德·拉斯韦尔.社会传播的结构与功能［M］.北京：中国传媒大学出版，2012.

12.［美］亨廷顿.文明的冲突与世界秩序的重建［M］.周琪，译，北京：新华出版社，2010.

13. 胡百精.危机传播管理［M］.北京：中国人民大学出版社，2014.

14. 李财富．薛张伟：《社会管理视阈下的政务微信探析［J］.四川理工学院学报（社会科学版），2014（04）.

15. 李桂林，李唐玥.暴力伤医的法律成因与应对研究［J］.湖南科技学院学报，2019（12）.

16. 李宗富，张向先.政务微信公众号服务质量的关键影响因素识别与分析［J］.图书情报工作，2016（14）.

17. 刘建明.舆论传播［M］.北京：中国人民大学出版社，2001.

18. 刘立华.传播学研究的话语分析视野［M］.国际新闻界，2011（02）.

19. 刘峣.揭秘"坑老"的保健品［J］.决策探索（上半月），2017（5）.

20. 刘长喜，侯劭勋.从"渐发声"到"敢行动"：医疗卫生行业网络舆情研究报告［M］.上海：上海三联书店，2017.

21. 刘长喜，侯劭勋，等.从"逢医必反"到"逢医必护"——2016年度医疗卫生行业网络舆情研究报告［M］.上海：东方出版中心，2017.

22. 刘长喜，侯劭勋，等.从"一边倒"到"渐思考"——2014年度医疗卫生行业网络舆情研究报告［M］.华夏出版社，2015.

23. 刘志明.舆情大数据指数［M］.北京：社会科学文献出版社，2016.

24. 吕果，张景，袁克虹.终止暴力伤医：重构医患冲突的调解机制［J］.中国医院院长，2020（09）.

25. 马得勇，孙梦欣.新媒体时代政府公信力的决定因素——透明性、回应性抑或公关技巧？［J］.公共管理学报，2014（1）.

26. ［美］马克斯韦尔·麦库姆斯.议程设置，大众媒介与舆论（第二版）［M］.北京：北京大学出版社，2018.

27. 马路瑶.暴力伤医犯罪的成因与防控对策——以97个暴力伤医犯罪相关刑事裁判文书为研究对象［J］.犯罪研究，2020（02）.

28. 马晓虹.自媒体时代微博舆论场的建构与舆论自净［J］.中国出版，2012（23）.

29. 马轶婷."微时代"的网络问政——政务微博与政务微信［J］.科技情报开发与经济，2014（18）.

30. 孟耕合.民主视阈下公共空间建构的多维审视［J］.理论导刊，2018（2）.

31. 彭兰.网络传播概论［M］.北京：中国人民大学出版社，2017.

32. 邱均平，邹菲.关于内容分析法的研究［J］.中国图书馆学报，2004（2）.

33. 宋会平.网络舆情应对中的微博自净功能初探——以湘潭产妇手术台死亡事件微博舆情为例［J］.传媒，2015（9）.

34. 谭安奎.公共理性［M］.杭州：浙江大学出版社，2011.

35. 唐铁汉.提高政府公信力，建设信用政府［J］.中国行政管理，2005（3）.

36. 汪慧.社交媒介语境下的谣言传播［D］.苏州大学，2012.

37. 汪润泉.中产阶级的公共意识与公共参与——基于中产阶级类型化的比较分析［J］.江汉学术，2016（6）.

38. 魏武挥.后媒体时代的两个舆论场［J］，南方传媒研究，2012（02）.

39. ［美］沃尔特·李普曼.公众舆论［M］.上海：上海人民出版社，2016.

40. 吴小君.舆论应对危机传播［M］.北京：中国传媒大学出版社，2015.

41. 习钰伟，任军利.涉外危机事件中的媒体行为的作用和相关问题——以"萨德"系统在韩部署为例［J］.媒体观察，2019 年（3）.

42. 谢金林.论网络空间的政治沟通［J］.社会科学，2009（12）.

43. 徐敏.《南方周末》报道中的医生媒介形象分析（2009～2015）［J］.新闻研究导刊，2016（23）.

44. 严利华，高英波.从个案激情、话语互动到公共理性——基于突发事件中的网络舆论分析［J］.当代传播，2015（1）.

45. 杨华.网络论坛的"有限公共性"对主流意识形态话语权的冲击［J］.大连理工大学学报（社会科学版），2012（4）.

46. 杨妍.自媒体时代政府如何应对微博传播中的"塔西佗陷阱"［J］.中国行政管理，2012（5）.

47. 喻国明，李彪，杨雅，李慧娟．新闻传播的大数据时代［M］．北京：中国人民大学出版社，2017．

48. 喻国明．新媒体环境下的危机传播及舆论引导研究［M］．北京：经济科学出版社，2017．

49. 张俊芳．"议程设置"：内涵、衍变与反思［J］．新闻与传播研究，2015（10）．

50. 张旭霞，李慧媛．网络舆情视域下政府公信力的重塑与提升［J］．甘肃行政学院学报，2015（5）．

51. 张岩．社会化媒体舆论中的认知偏差与公共理性［J］．传播力研究，2018（20）．

52. 郑保卫，邹晶．论公共危机事件中的新闻传播及其策略［J］．新闻爱好者（理论版），2008（1）．

53. 祝阳，王欢．微博的政治影响力研究［J］．重庆邮电大学学报（社会科学版），2013，25（04）．

后 记

纵观 2019 年医疗卫生行业网络舆情，总感觉还有很多话要说，又感觉已经在前面的报告中说完了。2019 年，医疗卫生行业网络舆情走势的确有较大的变化。对舆情背后的真相追寻和迷雾般的舆情走向交织在一起。一切似乎已经给了答案，一切似乎没有答案。

与往年一样，本书是刘长喜、侯劭勋主要负责研究设计和组织工作，组建研究团队展开系列研究。每篇研究报告具体执笔人分工如下：

《逆流与纷争：2019 年医疗卫生行业网络舆情总报告》（杨津风、王耐、汪宣宣、吕莎、刘长喜）；

《医患冲突中的"蓝警衣"——"仁济医院插队事件"舆情研究》林倩茵、刘长喜；

《舆论场如何自净——"疟疾治癌事件"舆情事件分析》杨宇清、侯劭勋；

《迷雾与真相——"聊城假药案"事件舆情分析》问尤茜、李雪；

《保健帝国背后的乱象——权健舆情事件分析》徐检俚、侯劭勋；

《互联网时代下的"真相困境"——针对"熊猫血多抽"舆情事件的反思》罗思语、刘长喜；

《当健康与绩效的天平倾斜时——网易裁员事件背后的"隐性健康权利"分析》洪铭悦、李雪；

《分分必较，分分为民——"医保局专家灵魂砍价"舆情分析》张晗金、崔占民；

《天使遇上媒体——"飞机上医生吸尿救人"舆情事件分析》王添烨、崔占民；

《全国各省（区、市）卫生健康委员会官方微博运营情况研究报告》经璨瑗、丛沐青、刘长喜；

《全国各省（区、市）卫健委官方微信公众号运营情况研究报告》邵祺、黄思洁、黄奕凡、苏畅、丁天淇。

再次感谢上海开放大学为本研究提供研究资助和出版资助。感谢上海财经大学人文学院研究生孔庆宁为本书修改提供的帮助。感谢编辑老师的辛苦工作！

2020 年 10 月 1 日